介護職員スキルアップテキスト3

# 身近な食材でつくれる
# 簡単おいしいクイックレシピ集

監修：特定非営利活動法人ぽけっとステーション

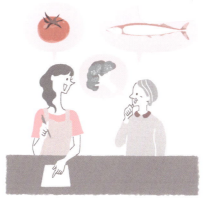

日本医療企画

## 目次

# 第1章 介護職の調理支援

1）在宅介護で行う調理支援について……………………………………4
2）共同調理の考え方や方法……………………………………………6

# 第2章 調理の基本

1）食材を使い切る方法……………………………………………………7
2）市販のお惣菜や保存食、調味料などの活用…………………………8
3）うす味でもおいしくするコツ…………………………………………9
4）計量の仕方………………………………………………………………10
5）食材の切り方……………………………………………………………11
6）まとめ買いでつくれるメニュー………………………………………12
　　　○夏の買い物 4日間　○冬の買い物 1週間　○夏のメニュー 4日間　○冬のメニュー 1週間
7）調理をはじめる前に……………………………………………………15
第3章の見方・使い方………………………………………………………16

# 第3章 メニューとつくり方

### ▶主食

- 切り干しだいこんごはん……………18
- やきとり缶の炊き込みごはん………19
- 鍋・レンジでごはん…………………20
- 和風納豆トースト……………………21
- ぶっかけそうめん……………………22
- しらたき入りやきそば………………23
- ひじきの惣菜混ぜごはん……………24

### ▶主菜

- 大豆のトマトカレー…………………25
- レンジで茶碗蒸し……………………26
- 中身いろいろたまご焼き……………27
- レンジでスクランブルエッグ………28
- 薄焼きたまご（錦糸たまご）………29
- マーボー豆腐風………………………30
- 高野豆腐と赤貝缶の煮物……………31
- 厚揚げと野菜の炒め物………………32
- 魚の野菜あんかけ……………………33
- サケ缶のチャンチャン焼き…………34
- サバ缶と野菜のみそ煮風……………35
- サンマ缶とだいこんの煮物…………36
- サケのブレーゼ………………………37
- 魚のホイル焼き………………………38
- イワシの香味蒸し……………………39
- 揚げない酢豚…………………………40
- やわらか豚だいこん…………………41
- カツとじ………………………………42
- 揚げないトンカツ……………………43
- 豚冷しゃぶ……………………………44
- 刺身と野菜のグリル…………………45

- ごぼうハンバーグ……………………46
- 蒸し鶏のマリネ………………………47
- 牛肉とレタスのオイスターソース炒め…48
- 豚肉とピーマンのオイスターソース炒め…49

▶ **副菜**

- なすとブロッコリーのおろしあえ………50
- 野菜のグラタン………………………51
- きのこのおろしあえ…………………52
- 冷凍もずくのおろしあえ……………53
- 冷凍キャベツのポン酢あえ…………54
- レンジでなすのゴマあえ……………55
- いんげんのゴマあえ…………………56
- キャベツのゴマあえ…………………57
- 野菜のナムル…………………………58
- 春菊と赤貝のおろしあえ……………59
- にんじんキンピラ……………………60
- 新たまねぎの丸ごとレンジ…………61
- なめたけビンで炒め物………………62
- なめたけビンであえ物………………63
- なめたけビンで煮びたし……………64
- 梅キンピラ……………………………65
- セロリとえのきだけの梅肉あえ……66
- こんにゃくとピーマンの煮物………67
- こんにゃくのツナ炒め………………68
- しらたきとワカメのあえ物…………69
- 冷凍きゅうりの酢の物………………70
- めかぶのあえ物………………………71
- ほうれん草のおひたし………………72
- ほうれん草と糸寒天のあえ物………73
- ほうれん草と桜エビのあえ物………74
- ほうれん草とアサリ缶のあえ物……75
- ひじきとキャベツのあえ物…………76
- ひじきとほうれん草のサラダ………77
- ひじき入りじゃがいも焼き…………78
- 厚揚げの白あえ………………………79
- ひじきのチヂミ風……………………80
- レンジでかぼちゃの煮物……………81
- かぼちゃのサラダ……………………82
- ポテトサラダ…………………………83
- シャキシャキポテトサラダ…………84
- カッテージチーズあえ………………85

▶ **もう一品**

- レタスのみそ汁………………………86
- とろとろ汁……………………………87
- すり流し汁……………………………88
- かぼちゃのスープ……………………89
- モロヘイヤスープ……………………90
- きのこのスープ………………………91
- あったかスープ………………………92
- とうがんデザート……………………93
- さつまいもとりんごの茶巾絞り……94
- いももち………………………………95

- バランスのとれた献立づくりを……96
- 知っておくと便利なあわせ調味料…97
- つくれたら安心、定番おかず………98
- 調理時間短縮のコツ…………………99
- **コラム** こんなときどうする…………100

# 第4章 高齢者の食事の特徴

1) 高齢者にみられる疾病別：食事の注意点……………………101
2) 高齢者の噛む力、飲み込む力に関する注意点………………105
3) 高齢者の食事に関する声かけの注意点………………………107
4) まとめ……………………………………………………………109

食材使いまわし索引………………………………………………110

# 第1章 介護職の調理支援

　介護職による調理支援は、食事を提供することだけが目的ではありません。利用者が自立して安全な食事ができるように、その目的に向けた調理の支援をすることが重要です。
　介護職による調理支援の基本を理解しましょう。

## 1）在宅介護で行う調理支援について

　食生活に制限がない高齢者であっても、低栄養や体重の増加を予防するために適切なカロリーと塩分の摂取などに留意しつつ、1日3食、主食・主菜・副菜・もう一品を規則正しくとることは、体調を整えるうえでとても大切なことです。しかし、
・もう歳をとったし、そんなに食べなくても大丈夫
・残り少ない人生だから、好きなものを好きなように食べたい
・食べ物について、あれこれ言われたくない
と考える高齢者も多く、またテレビや知人からの誤ったあるいは極端な情報にまどわされ、偏った食生活をしている場合も少なくありません。
　また、高齢者のお宅では、台所や食事をとる場所が衛生的とは言いがたい場合も少なくありません。介護職は食中毒を予防するため、食環境を整えましょう。

### 食中毒に注意!

　まな板や包丁などの調理器具、食器、冷蔵庫などは常に清潔に保ちます。
　梅雨の時期から夏、秋は食品が腐りやすいため、保存方法には特に注意が必要です。賞味期限の確認はもちろんのことですが、**できれば冷蔵庫にある食材を書き出してメモにして貼っておくと、買い物の際も便利でしょう。**
　調理した食品を冷蔵、冷凍保存する場合も、保存した日付がわかるようにしておきましょう。

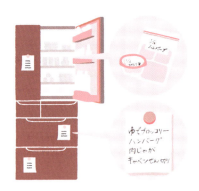

しかし、訪問介護の際、介護職が利用者の食生活を「それは間違いです」と指摘することは正しくはありません。高齢者の食習慣は長年にわたり形成されてきたものです。利用者の考えを尊重しながら、少しずつ正しい食生活のあり方を理解してもらうよう心がけましょう。

たとえば、次のような方法も考えられるでしょう。

・濃い味付けしか好まない→減塩してもおいしくなるよう調理を工夫する
・間食が多く食事量が少ない→1日3食きちんと食べられるようおかずを用意する

調理の際も、利用者の調理方法や嗜好を尊重することが大切です。野菜の処理方法、廃棄部分、調理の手順や保存方法など、きちんと確認して調理にとりかかりましょう。

### バランスよく食べるには……

**主菜**
タンパク質のおかず
(肉・魚・卵・大豆製品)
血、筋肉、臓器などからだをつくります

**副菜**
野菜・こんにゃく・きのこ・海藻
毎食1～2皿
からだの調子を整えます(食物繊維も多い)

**主食**
ごはん・パン・めん
毎食1つ
エネルギーは活力のもとです

**もう一品**
汁物は1日1杯
かわりに果物か乳製品
いろいろな食品を少しずつ食べてバランスよく

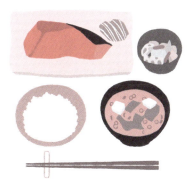

## 2）共同調理の考え方や方法

　介護保険法第2条では、介護保険給付は、要介護状態又は要支援状態の「軽減又は悪化防止に資する」、第4条では、国民は介護予防のため自ら「常に健康の保持増進に努め」、要介護状態となった場合も「その有する能力の維持向上に努める」とうたっています。

　利用者に食事を提供することだけが、調理支援の目的ではありません。食にまったく興味のなかった人が、食事の献立を考えてみるだけでも脳の老化防止に役立つといわれています。介護職は利用者が今できることは何か、これからできそうなことは何かを常に考え、利用者が自発的に何かしてみようと思えるようなきっかけづくりを行うことが必要です。

　食べる気持ちになる→献立を考える→買い物をする→材料を下ごしらえする→調理する→味付けをする→盛り付ける→食べる→片づけるなど、食に関する一連の動作には、自立のために必要な生活動作やさまざまな機能が含まれています。介護職に任せきりにするのではなく、利用者ができることは利用者が行うという視点に立った支援を行わなければなりません。

　料理が未経験の男性の場合であれば、介護職と一緒に献立を考えるところからはじめてもいいでしょう。食生活を見直すきっかけになるかもしれません。

　介護職に任せきりであった利用者が、自身で健康的な食事を食べようと思うこと、食事を自分でつくりたいと思うことは、自立支援のうえで非常に大きな意味があることを理解しておきましょう。

● Point ❷

### 買い物支援

　男性の利用者には、スーパーマーケットの売り場や商店のサービスなどがよくわからないという人も多いでしょう。

　たとえば、魚売り場では調理しやすいよう魚の下処理をしてもらえることや、おすすめの商品売り場の情報を伝えるなどして、買い物に興味をもってもらえるよう工夫しましょう。

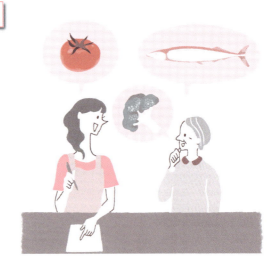

# 第2章 調理の基本

## 1）食材を使い切る方法

　買ってきた食材を一度で使い切ることができず、保存しておく機会も多いでしょう。
　食材を適切に保存することは、食中毒の予防はもちろんですが、おいしい食事をとるためにも重要なポイントです。
　食材によって、冷凍に適した食材、適さない食材があります。
　冷凍に適さない食材は、冷凍することによって食感が変わってしまったり、風味が変わってしまうことなどが理由にあげられます。
　冷凍に適した食材でも、加熱してから冷凍するとよい食材、生のまま冷凍するとよい食材があります。下記を参考にしてください。

---

○加熱してから冷凍しておくと便利な野菜

　ほうれん草　小松菜　ブロッコリー　カリフラワー
　かぼちゃ　さつまいも　里いも　など
　〈処理方法〉硬めにゆで、水気をよく切ってから冷凍する
　〈調理方法〉自然解凍または凍ったまま調理する
　〈おすすめの料理〉おひたし　ゴマあえ　サラダ
　　　　　　　　　炒め物　汁の具　など

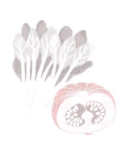

---

○生のまま冷凍しておくと便利な野菜

　にら　ピーマン　ごぼう　ねぎ　しょうが　にんにく
　やまいも　だいこんおろし　きのこ類　など
　〈処理方法〉洗って水気をとっておく
　　　　　　　※きのこは洗わない
　〈調理方法〉やまいもとだいこんおろしは自然解凍
　　　　　　　他は凍ったまま調理する
　〈おすすめの料理〉炒め物　汁の具　など

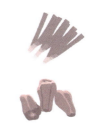

○冷凍しておくと便利な食材（野菜以外のもの）

油揚げ　ちくわ　さつまあげ　肉　魚　おかず類
（ひじき煮、カレーなど）　ごはん　など
〈処理方法〉使いやすい大きさに切ってから冷凍する
　　　　　　下味をつけてもよい
〈調理方法〉ちくわ、油揚げは凍ったまま調理
　　　　　　生の肉、魚は解凍してから加熱
※肉や魚は炒めたり、焼いたりしてからでも可

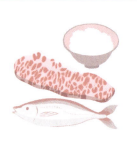

○冷凍に適さない野菜

みょうが　もやし　みつ葉　せり　ししとう　大葉　かいわれだいこん　など

冷凍保存した食材も徐々に劣化していきます。下記の点に注意しましょう。

○冷凍保存のポイント
・使う分ずつ小分けにしておきましょう
・保存した日付を書いておきましょう
・1か月以内に使い切りましょう

## 2）市販のお惣菜や保存食、調味料などの活用

　市販のお惣菜は保存性を高めるため、味が濃く油分も多いと敬遠される向きもありますが、上手に活用することによって、より多くの食材を摂取するためのお助けアイテムとなります。例えば、ヒジキ煮やポテトサラダなどの1人分の総菜にカット野菜をプラスすると、かさ増しできて、味つけも程よく食べることができます。

　缶詰は賞味期限が長く、そのまま食べることもできますが、冷凍根菜ミックスと合わせて煮物にすることができます。総菜や缶詰を材料の1つと見立て、便利で役立つアイテムとして活用してはいかがでしょうか。

　めんつゆや焼肉のタレ、マヨネーズなどの市販の調味料を使うと味が決めやすく、使用量にさえ注意して使えば、手軽においしく調理することができます。

　本書のなかにもお惣菜や缶詰、市販の調味料を利用したレシピが多数紹介されています。利用方法など、参考にしてください。

## 3）うす味でもおいしくするコツ

　塩分を控えなければならないとわかっていても、なかなかうす味にはできないものです。高齢者の嗜好にあわせて、うす味でもおいしく食べられるよう工夫していきましょう。

### ①しょうゆよりポン酢を

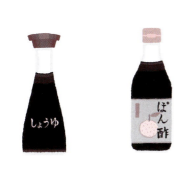

ポン酢の塩分はしょうゆの約半分です

### ②味にアクセントをつける

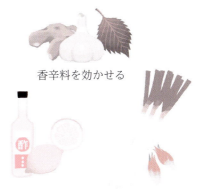

香辛料を効かせる

酸味を効かせる　　薬味を効かせる

### ③調味料を使うときは注意する

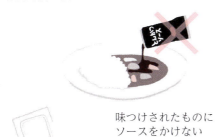

味つけされたものにソースをかけない

納豆や焼きそばの調味料を半分にする

### ④素材の味を楽しむ

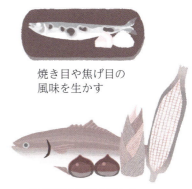

焼き目や焦げ目の風味を生かす

旬の素材の味を楽しむ

## 4）計量の仕方

計量カップ1杯は200mlです。大さじ1は15ml、小さじ1は5ml。
塩分制限のある利用者には、調味料は計量スプーンで計ることをおすすめします。
計量カップや計量スプーンで計る場合は、必ずすりきりできちんと計りましょう。

**〈主な調味料の重量と塩分の目安〉**

|  | 小さじ1杯(5ml)(塩分量) | 大さじ1杯(15ml)(塩分量) |
| --- | --- | --- |
| 塩 | 6g(6.0g) | 18g(18.0g) |
| しょうゆ | 6g(0.9g) | 18g(2.6g) |
| みそ | 6g(0.7g) | 18g(2.2g) |
| 中濃ソース | 6g(0.3g) | 17g(1.0g) |
| ケチャップ | 5g(0.2g) | 15g(0.5g) |
| マヨネーズ | 4g(0.1g) | 12g(0.2g) |

訪問介護の場合は、利用者のお宅に計量カップや計量スプーンがない場合もあるでしょう。大さじ1はおよそディナースプーン1杯、小さじ1はおよそティースプーン1杯が目安になります。お米1合で180mlになるので、目安として覚えておくとよいでしょう。

○**塩を少量使う場合に、少々、ひとつまみという表現も用います**
　ひとつまみ…親指とひとさし指・中指ではさんだ分量　小さじ1/8(1g)
　少々…………親指とひとさし指ではさんだ分量　小さじ1/10(0.6g)

ひとつまみ　　　　少々

ひとつまみや少々は、手の大きさによって分量が変わります。
　自分のひとつまみや少々がどれくらいの分量になるのか、キッチンスケールなどで計っておくとよいでしょう。

## 5) 食材の切り方

食材の基本的な切り方を覚えておきましょう。

### ①輪切り

・だいこんやにんじんなど棒状の食材を、輪になるように切ります。
・きゅうりやねぎなど細長い棒状のものを切ると小口切りになります。

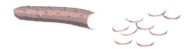

### ②半月切り

・棒状の食材をタテ半分にして、端から半月になるように切ります。

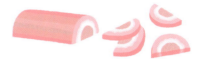

### ③イチョウ切り

・棒状の食材を4つ切りにしてから切っていきます。

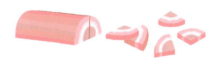

### ④短冊切り

・たなばたの短冊のように細長い長方形になるよう切ります。

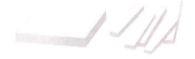

### ⑤せん切り

・1〜2mm幅に細く切る方法です。薄切りにしてから切っていきます。

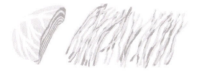

### ⑥みじん切り

・せん切りにした食材を1〜2mm角に細かく切る方法です。

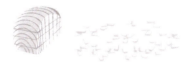

### ⑦ざく切り

・キャベツや白菜などを3cm程度の幅でざくざくと切る方法です。

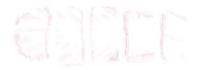

### ⑧ささがき

・ごぼうなどをエンピツを削るように薄くそぐような切り方です。

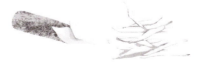

## 6) まとめ買いでつくれるメニュー

バランスのとれたメニューづくりには、豊富な食材が必要となります。

食材はなるべく新鮮なうちに使い切ることが、おいしくかつ栄養豊富な食事をとるための重要なポイントです。

最近では１人暮らし用として、一度で使い切れる少量パックの食材を取り扱う店も増えています。少量パックは割高な場合もありますが、冷凍保存などを活用しつつ、少量パックも必要に応じて利用するとよいでしょう。

食材の傷みやすい夏場は４日間、比較的傷みにくい冬場は１週間、買い物リストを紹介します。

| 夏の買い物　４日間 | | | | ※家にあるもの | |
|---|---|---|---|---|---|
| ○主食類(2種類) | | ○野菜(14種類) | | ○野菜 | |
| 焼きそば | 1袋 | きゅうり | 1本 | じゃがいも | |
| 食パン6枚切 | 3枚 | キャベツ | 1/4個 | にんじん | |
| | | なす | 3本 | たまねぎ | |
| | | みょうが | 1本 | | |
| ○タンパク質(10種類) | | しょうが | 1かけ | ○乾物 | |
| ☆大豆製品 | | 小ねぎ | 少々 | ワカメ(乾燥) | |
| 水煮大豆 | 1缶 | もやし | 1袋 | | |
| | | ねぎ | 1本 | ○調味料類 | |
| ☆魚類 | | トマト | 1個 | カレールウ | |
| イワシ | 1尾 | かぼちゃ | 1/4個 | 塩 | |
| 生タラ | 1切れ | にら | 1束 | 油 | |
| | | ブロッコリー | 1個 | カツオ節 | |
| ☆肉類 | | ピーマン | 2個 | しょうゆ | |
| 豚ひき肉 | 少量パック(40ｇ) | オクラ | 1袋 | すりゴマ | |
| 豚肉もも | 少量パック(120ｇ) | | | みそ | |
| 鶏むね肉 | 少量パック(60ｇ) | ○きのこ類(2種類) | | 砂糖 | |
| ソーセージ | 1袋(4本) | えのきだけ | 1袋 | 酒 | |
| | | まいたけ | 1パック | 中華スープの素 | |
| ☆卵・缶・ビン類 | | | | ゴマ油 | |
| トマト缶 | 1缶 | ○果物(2種類) | | 酢 | |
| ツナ缶 | 1缶 | バナナ | 1本 | マスタード | |
| 卵 | 3個 | カットフルーツ | 1個 | ケチャップ | |
| | | | | マヨネーズ | |
| | | ○その他 | | コンソメスープの素 | |
| ○乳製品(3種類) | | めかぶ | 1パック | マーガリン | |
| ヨーグルト | 2個 | もずく | 1パック | めんつゆ(3倍濃縮) | |
| スライスチーズ | 小1袋 | | | オイスターソース | |
| 牛乳 | 500㎖ | | | 梅干し | |

## 冬の買い物　1週間

| ○主食類(2種類) | | ○野菜(12種類) | |
|---|---|---|---|
| 食パン6枚切 | 1斤 | ねぎ | 1本 |
| ゆでうどん | 1玉 | 白菜 | 1/4玉 |
| | | だいこん | 1本 |
| ○タンパク質(16種類) | | もやし | 1袋 |
| ☆大豆製品 | | ごぼう | 1本 |
| 納豆 | 2パック | しょうが | 小1個 |
| 厚揚げ | 1枚 | にんにく | 3かけ |
| 油揚げ | 1枚 | さつまいも | 小1本 |
| 木綿豆腐 | 1丁 | ほうれん草 | 1束 |
| | | 小松菜 | 1束 |
| ☆魚類 | | ブロッコリー | 1個 |
| 生タラ | 2切れ | 小ねぎ | 1束 |
| ブリ | 1切れ | | |
| 生サケ | 1切れ | ○きのこ類(2種類) | |
| しらす | 小1パック | 生しいたけ | 1パック |
| | | しめじ | 1袋 |
| ☆肉類 | | | |
| 豚肉もも | 120g | ○果物(3種類) | |
| 鶏むね肉 | 110g | バナナ | 2本 |
| 豚ひき肉 | 90g | りんご | 2個 |
| ロースハム | 1パック | みかん | 2個 |
| ☆卵・缶・ビン類 | | ○その他(2種類) | |
| 卵 | 6個 | ひじきの煮物 | 1パック |
| ゆで大豆缶 | 1缶 | しらたき | 1袋 |
| なめたけビン | 1ビン | | |
| サンマ蒲焼き缶 | 1缶 | | |
| ○乳製品(3種類) | | | |
| スライスチーズ | 小1袋 | | |
| 牛乳 | 1000ml | | |
| ヨーグルト | 3個 | | |

## ※家にあるもの

| ○野菜 |
|---|
| たまねぎ |
| にんじん |
| じゃがいも |
| ○乾物 |
| 焼きのり |
| 青のり |
| カツオ節 |
| ワカメ(乾燥) |
| だしこんぶ |
| すりゴマ |
| 片栗粉 |
| だしパック |
| ○調味料類 |
| めんつゆ(3倍濃縮) |
| 酢 |
| マヨネーズ |
| バター(無塩) |
| 砂糖 |
| 塩 |
| 油 |
| しょうゆ |
| 酒 |
| みりん |
| ゴマ油 |
| みそ |
| ゴマあえの素 |
| 焼肉のタレ |
| コンソメスープの素 |
| 中華だし(鶏がらスープの素) |
| ポン酢 |
| マスタード |
| オリーブ油 |
| レモン汁 |

　次ページに、買い物された食材と、どのご家庭にもよくある野菜や乾物、調味料類を使った、夏場は4日間、冬場は1週間のバランスのとれたメニューの例を紹介します。
　次のページの★のついたメニューは3章で材料とつくり方を紹介しております。
　夏の水曜日のメニューは、バランスのとれた朝食、昼食、夕食の例としてP96に写真とカロリーも掲載しております。献立づくりの参考にしてみてください。

## 夏のメニュー　4日間

| | 朝食 | 昼食 | 夕食 |
|---|---|---|---|
| 月 | ごはん<br>にらたま<br>オクラのおかかあえ<br>バナナ | ごはん<br>★豚冷しゃぶ<br>もずくの酢の物<br>牛乳 | ごはん<br>★蒸し鶏のマリネ<br>焼きナス<br>コンソメスープ（えのき　ワカメ　たまねぎ） |
| 火 | パン<br>ボイルソーセージ　キャベツ<br>★野菜のグラタン<br>ヨーグルト | ごはん<br>★大豆のトマトカレー<br>サラダ<br>果物 | ごはん<br>★イワシの香味蒸し<br>めかぶとキャベツのあえ物<br>★かぼちゃのスープ |
| 水 | パン<br>スクランブルエッグ<br>★梅キンピラ<br>カットフルーツ | ごはん<br>★豚肉とピーマンのオイスターソース炒め<br>★レンジでかぼちゃの煮物<br>ヨーグルト | ごはん<br>★魚のホイル焼き<br>★レンジでなすのゴマあえ<br>★レタスのみそ汁 |
| 木 | パン<br>ソーセージとブロッコリーの炒め物<br>★かぼちゃのサラダ<br>めかぶとたまねぎのスープ | 焼きそば<br>もずくときゅうりの酢の物　残り<br>果物 | ごはん<br>★大豆のトマトカレー　残り<br>★梅キンピラ　残り<br>牛乳 |

## 冬のメニュー　1週間

| | 朝食 | 昼食 | 夕食 |
|---|---|---|---|
| 月 | ★和風納豆トースト<br>ブロッコリーのサラダ<br>にんじんのグラッセ<br>牛乳 | ★ひじきの惣菜混ぜごはん<br>肉じゃが<br>★ほうれん草のおひたし<br>バナナ　1本 | ごはん<br>★魚(タラ)の野菜あんかけ<br>★なめたけビンで炒め物<br>みそ汁(だいこん・だいこん葉) |
| 火 | ごはん<br>サンマ缶のたまごとじ<br>白菜の青のりあえ<br>ヨーグルト　1個 | 煮込みうどん<br>★厚揚げの白あえ(ひじきの惣菜の半分)<br>だいこんなます | ごはん<br>肉じゃが(昨日の残り)<br>小松菜としらすのあえ物<br>りんご　½個 |
| 水 | パン<br>白菜のミルク煮<br>ミモザサラダ<br>みかん　1個 | ごはん<br>★サンマ缶とだいこんの煮物<br>にんじんグラッセ　残り<br>みそ汁(油揚げ・たまねぎ・にんじん・小ねぎ) | ごはん<br>ブリのレンジ蒸し<br>五目豆<br>ヨーグルト　1個 |
| 木 | 小松菜の納豆あえ<br>ハムのソテー<br>牛乳 | ごはん<br>厚揚げと野菜の焼肉のタレ炒め<br>おろしあえ(しらす)<br>かき玉汁(卵・小ねぎ) | ごはん<br>★やわらか豚だいこん<br>★シャキシャキポテトサラダ<br>りんごのコンポート　½個 |
| 金 | パン<br>目玉焼き　ブロッコリー<br>スープ(たまねぎ・にんじん・じゃがいも・牛乳) | ごはん<br>★マーボー豆腐風<br>白菜とにんじんのポン酢あえ<br>バナナ　1本 | ごはん<br>タラのマヨネーズマスタード焼き<br>五目豆　残り<br>ヨーグルト　1個 |
| 土 | パン<br>ひじき入りたまご焼き<br>にんじんともやしのめんつゆ煮<br>牛乳 | ごはん<br>★ごぼうハンバーグ<br>ほうれん草ののりあえ<br>だいこんと油揚げの炒め煮<br>りんご　½個 | ごはん<br>湯豆腐<br>さつまいもの甘煮<br>みそ汁(白菜・ねぎ) |
| 日 | パン<br>野菜入り炒りたまご<br>なめたけのおろしあえ<br>牛乳 | ごはん<br>鶏肉の照り焼き　だいこんなます<br>煮物(ごぼう・にんじん・厚揚げ・しめじ・小松菜)<br>みかん　1個 | ごはん<br>★サケのブレーゼ<br>にんじんと大豆のゴマあえ<br>みそ汁(ワカメ・たまねぎ) |

★3章にレシピが掲載されているメニュー　　※夏の水曜日のメニューは、P96に写真とカロリーを掲載しています。

## 7) 調理をはじめる前に

### だし汁のレシピ

○一番だし⇒すまし汁などに使います
①鍋に水3カップとこんぶ（5cm角くらい）を入れて弱火にかけます。
②沸騰直前にこんぶを取り出し、カツオ節10gを加え、ひと煮立ちさせます。
③火を止め、カツオ節が沈んだら、ザルかキッチンペーパーでこします。
　　※絶対、しぼらないこと！

○二番だし⇒みそ汁、鍋物に使います
①鍋に一番だしの残りのこんぶとカツオ節、水1.5カップを
　入れて3分ほど沸騰させます。
②火を止め、カツオ節が沈んだら、ザルかキッチンペーパー
　でこします。

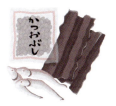

○煮干しのだし汁⇒みそ汁などに使います
①煮干し11gの頭と内臓をとり、骨にそって裂きます。
②水3カップに①を入れて、30分以上つけます。
③②を火にかけてアクをすくいながら、弱火で2～3分煮ます。
④火を止めて、ザルかキッチンペーパーでこします。

### 干ししいたけのもどし方

○方法1
①器に干ししいたけ2個を軸を上にして入れ、しいたけがか
　ぶるくらいの熱湯（150mlくらい）を注ぎます。
②しいたけをひっくり返し軸を下にします。
　　約5～10分くらいで戻ります。スライスされたタイプな
　　ら3～5分で戻ります。
※戻し汁は、塩分を含まないだし汁として煮物や汁物に使えます。

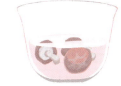

○方法2
器に干ししいたけ2個とお湯（100mlくらい）を入れラップをして、500Wのレンジで
1分加熱します。

# 第3章の見方・使い方

材料の説明など知っておきたい豆知識を解説しています

主食、主菜、副菜、もう一品、それぞれひと品ずつ選べば、バランスのよい献立になります

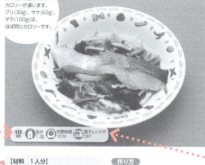

レンジで調理できるので簡単
## 魚の野菜あんかけ

魚の種類と重さによってカロリーが違います。ブリ(30g)、サケ(60g)、タラ(100g)は、ほぼ同じカロリーです。

123kcal／塩分1.2g／所要時間10分／電子レンジOK!

1人分のカロリーと塩分をチェックできます

【材料 1人分】
| どれか一つ | ブリ | 30g |
| | サケ | 60g |
| | タラ | 100g |
| 酒 | | 小さじ1 |
| にんじん | | 20g(⅛本) |
| しいたけ | | 10g(小1個) |
| しめじ | | 10g |
| たまねぎ | | 20g(⅛個) |
| 水菜 | | 20g(1茎) |
| ワカメ(乾燥) | | 1g(小さじ1) |
| A | めんつゆ(3倍濃縮) | 大さじ½ |
| | 片栗粉 | 小さじ⅔ |
| | 水 | 20ml |
| | 酢 | 小さじ½ |

作り方
① にんじんはせん切り、たまねぎ、しいたけはスライス、水菜は3cmくらいに切り、しめじはほぐす。ワカメは水につけて戻しておく
② 耐熱皿に、魚をおき、酒をふりかけ、①の野菜をのせる
③ Aの調味料を混ぜ合わせ②にかける
④ ラップをして、500wのレンジで3分加熱する

❋ワンポイントアドバイス❋
・魚の加熱が足りない場合は30秒ずつ状態を確認しながら追加加熱してください。

調理にかかる時間や必要な調理道具がわかります

材料も介護職が使いやすい1人分で表示しています
※つくりやすさを考え2人分以上で表示しているメニューもあります

調理のコツなど紹介します

## 必要な調理道具もひと目でわかります

| 電子レンジ | 鍋 | フライパン | オーブントースター |
|---|---|---|---|
|  |  |  |  |
| 魚焼きグリル | 炊飯器 | ミキサー | |
|  | |  | |

# 第3章 メニューとつくり方

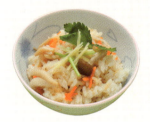

## 主食

　ごはん、パン、めんなど、炭水化物を豊富に含み、主要なエネルギーとなる食品を、主食とします。主食を毎食きちんと食べることで、生き生きと活動することができます。

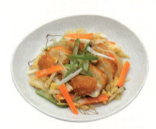

## 主菜

　肉、魚、卵、大豆製品など、タンパク質を多く含む食品を、主菜とします。血、筋肉、臓器などはタンパク質からつくられます。元気なからだを維持するためにはタンパク質が欠かせません。毎食必ず食べましょう。

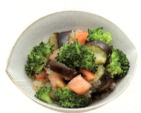

## 副菜

　野菜、こんにゃく、きのこ、海藻など、ビタミンやミネラル、食物繊維を多く含む食品を、副菜としてとります。からだの調子を整えるために欠かせません。毎食1～2皿取り入れましょう。

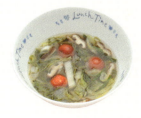

## もう一品

　食生活のバランスをとるため、汁物や果物、乳製品などをメニューに取り入れます。みそ汁は塩分が多いため1日1杯にして、代わりに果物や乳製品などを食べることで、1日の栄養バランスがよくなります。

しょうがやみつ葉利用で減塩できる
# 切り干しだいこんごはん

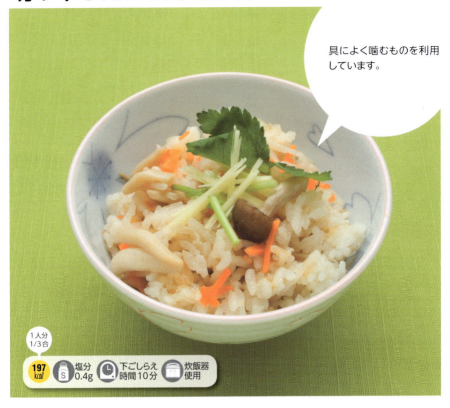

具によく噛むものを利用しています。

1人分 1/3合
197kcal ／ 塩分 0.4g ／ 下ごしらえ時間10分 ／ 炊飯器使用

## 【材料　6人分】

| 米 | 300g（2合） |
| --- | --- |
| 水 | 適量 |
| 切り干しだいこん | 18g |
| にんじん | 30g（1/5本） |
| しめじ | 40g（1/2パック） |
| めんつゆ（3倍濃縮） | 大さじ1 1/3 |
| しょうが | 18g（1かけ） |
| みつ葉 | 少々 |

### ◎ワンポイントアドバイス◎
・めんつゆで簡単に味付けができます。

## つくり方

❶ 米をといで炊飯器に入れ、水を2合目盛りまで加え浸しておく
❷ 切り干しだいこんは水で戻しておき、よく絞ってから3cm幅に切る
❸ にんじんはせん切り、しめじは小房に分ける
❹ ①にめんつゆと②と③の具を入れて炊飯する
❺ せん切りにしたしょうがを、炊きあがったごはんに混ぜ、みつ葉を飾る

缶詰を使えば手軽でおいしい
# やきとり缶の炊き込みごはん

主食

保存の効く缶詰や乾物を利用しましょう。

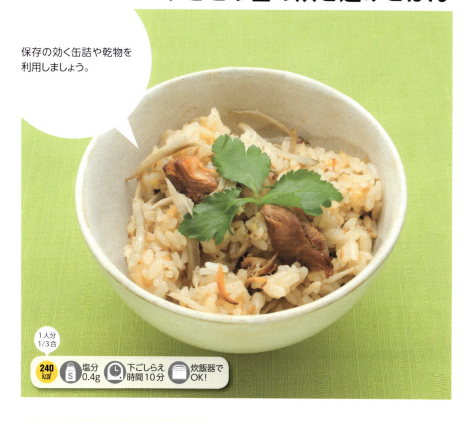

1人分 1/3合

240 kcal / 塩分 0.4g / 下ごしらえ時間10分 / 炊飯器でOK!

## 【材料　6人分】

| | |
|---|---|
| 米 | 300g（2合） |
| 水 | 適量 |
| 雑穀 | 大さじ2 |
| やきとり缶 | 170g（2缶） |
| ごぼう | 160g（2/3本） |
| しょうが | 18g（1かけ） |
| こんぶ | 10cmくらい |
| みつ葉 | 少々 |

### ◉ワンポイントアドバイス◉
・缶詰の味を利用して、味付けができます。

### つくり方
❶米をといで炊飯器に入れ、雑穀とこんぶと水を2合目盛りまで加え浸しておく
❷ごぼうはささがき、しょうがはせん切りにする
❸①に、やきとり缶を汁ごと加え、ごぼう、しょうがを入れ軽く混ぜて炊飯する
❹炊きあがったらみつ葉をちらす
❺こんぶを取り出し、きざんで混ぜてもよい

炊飯器がなくても大丈夫！
# 鍋・レンジでごはん

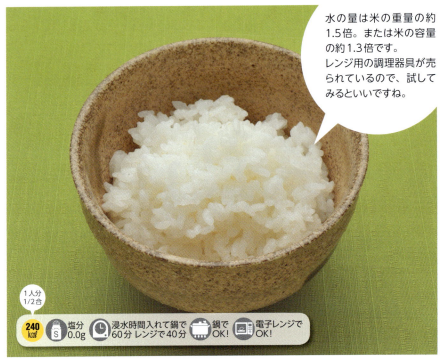

水の量は米の重量の約1.5倍。または米の容量の約1.3倍です。レンジ用の調理器具が売られているので、試してみるといいですね。

1人分 1/2合
240kcal　塩分0.0g　浸水時間入れて鍋で60分 レンジで40分　鍋でOK!　電子レンジでOK!

## 鍋でごはんを炊く

【材料　つくりやすい分量】
米……………… 150g（1合）
水……………… 225㎖

### つくり方
1. 米をといで厚手の小鍋に入れ、水を加え浸しておく（できれば30分くらいつける）
2. ふたをして沸騰するまでは強火にかける
3. 沸騰後はできるだけ弱火にし13分火にかける
4. できあがったら火を止め、10分蒸らす

## レンジでごはんを炊く

【材料　つくりやすい分量】
米……………… 150g（1合）
水……………… 225㎖

### つくり方
1. 米をといで少し深めの耐熱の器に入れ、水を加えて10分浸しておく
2. 軽くラップをして、500wのレンジで6分加熱する
3. レンジを弱（200w）にかえて12分加熱する
4. レンジから出して、5分蒸らす

いつもの食パンを目先を変えて和風味に
# 和風納豆トースト

納豆でタンパク質をしっかり補給。
添付のタレの量を減らすことで、塩分のとりすぎを防げます。

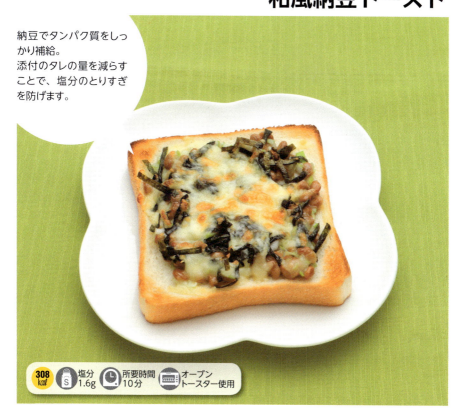

308kcal / 塩分1.6g / 所要時間10分 / オーブントースター使用

## 【材料 1人分】

| | |
|---|---|
| 食パン | 6枚切り1枚 |
| ねぎ | 10g (5cm) |
| 納豆 | 40g (1パック) |
| 添付のタレ | ½袋 |
| 刻みのり | 2g |
| スライスチーズ | 20g (1枚) |

### ◉ワンポイントアドバイス◉
・トーストだけでなく具をのせて一緒に食べましょう。

## つくり方

❶ ねぎをみじん切りにする

❷ ねぎ、納豆、添付のタレ(½袋)をよく混ぜ合わせる

❸ 食パンの上に、②と刻みのりをのせ、その上に、スライスチーズをちぎってのせる

❹ オーブントースターで、焦げ目がつくまで焼く(トースターの熱量によって加熱時間が異なるので、最初は、3分ぐらいに設定して、様子を見ながらお好みの焼き加減にする)

タンパク質や野菜と組み合わせてバランスのよい食事に
# ぶっかけそうめん

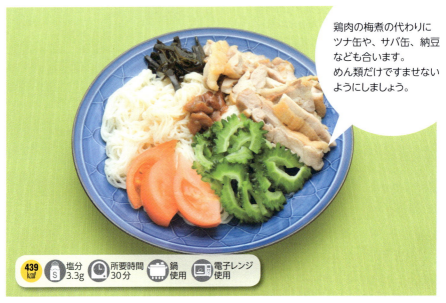

鶏肉の梅煮の代わりにツナ缶や、サバ缶、納豆なども合います。めん類だけですませないようにしましょう。

439kcal／塩分3.3g／所要時間30分／鍋使用／電子レンジ使用

【材料　1人分】
そうめん(乾)……………75g
ゴーヤ……………50g(¼本)
トマト(くし形切り)……20g(⅛個)

### つくり方
❶ たっぷりの湯でそうめんをゆでて、水で洗い、水気をよく切る
❷ ゴーヤは縦半分に切り、種をわたごと取り除き、薄くスライスする
❸ ②を塩でもんでしばらく置き、水分が出てきたら水で洗う
❹ 耐熱皿にゴーヤを入れて、ラップをして、500wのレンジで1分加熱する
❺ 器にゆでたそうめんとゴーヤ、1cm幅に切った鶏肉の梅煮、トマト、梅煮のきざんだこんぶと梅肉を盛り付けて、梅煮のタレをまわしかける

【鶏肉の梅煮　材料　1人分】
鶏もも肉……………70g
A ┌ 酒……………25ml
　│ こんぶ……………5g(5cm)
　│ しょうゆ……………大さじ½
　│ 砂糖……………小さじ⅙
　└ 梅干し……………中1個

### つくり方
❶ 鍋にAを合わせて(梅干しはちぎって種も加える)煮立て、鶏肉を入れる
❷ 再び煮立ったらふたをして、弱火で15分くらい煮る

エネルギーコントロールが必要な人、血糖値を抑えたい人に！

# しらたき入りやきそば

主食

めんを減らしてしらたきを入れることで炭水化物のとりすぎを防ぎます。

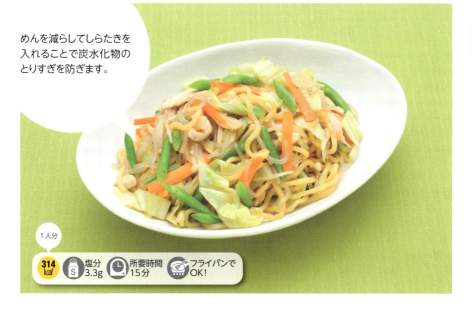

1人分
314 kcal ／ 塩分 3.3g ／ 所要時間 15分 ／ フライパンでOK！

## 【材料　2人分】

| | |
|---|---|
| 中華めん | 150g |
| 水 | ½カップ |
| しらたき | 200g |
| 鶏のささみ | 100g（2本） |
| A ｛ 塩 | 小さじ⅓ |
| 　　酒 | 小さじ2 |
| えのきだけ | 100g |
| キャベツ | 100g（2枚） |
| にんじん | 40g（¼本） |
| いんげん | 30g（4本） |
| ゴマ油 | 大さじ¼ |
| B ｛ コンソメスープの素（固形） | ⅔個 |
| 　　オイスターソース | 大さじ1 |
| 　　ウスターソース | 小さじ1 |
| 　　塩 | 少々 |
| 　　コショウ | 少々 |

## つくり方

1. しらたきは水で洗ってざく切り、えのきだけ、野菜は食べやすい大きさに切る
2. いんげんはさっとゆでる
3. ささみはひと口大に切り、Aで下味をつける
4. フライパンにゴマ油を入れ、ささみ、野菜を炒める
5. めんと水を加えて、ふたをして蒸す
6. めんがほぐれたらBを加え全体によく混ぜる

### ◉ワンポイントアドバイス◉

・添付されているやきそばの調味液を利用する場合は、全部使うのではなく、⅓量・½量にして使いましょう（減塩ができます）。

市販のお惣菜でもつくり置きのおかずでもOK
# ひじきの惣菜混ぜごはん

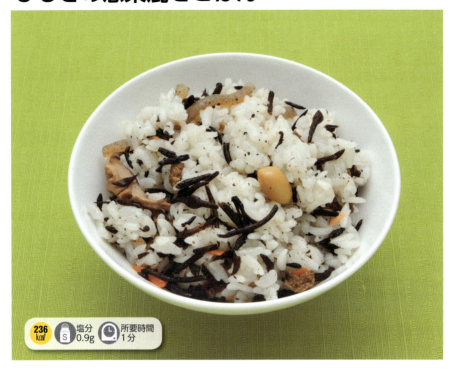

236kcal 塩分 0.9g 所要時間 1分

【材料　1人分】
ごはん･･････････････････････150g
ひじきの惣菜･･････････････････70g

### つくり方
① ごはんとひじきの惣菜をボウルに入れ、混ぜ合わせる

### ◉ワンポイントアドバイス◉

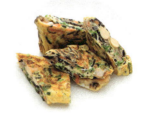

・ひじきの惣菜の残りを、卵に混ぜて焼いてもおいしくいただけます。

缶詰を上手に利用して、低カロリーのおいしいカレーに

# 大豆のトマトカレー

トマトの酸味でカレールウが少なくてもおいしく食べられ減塩になります。

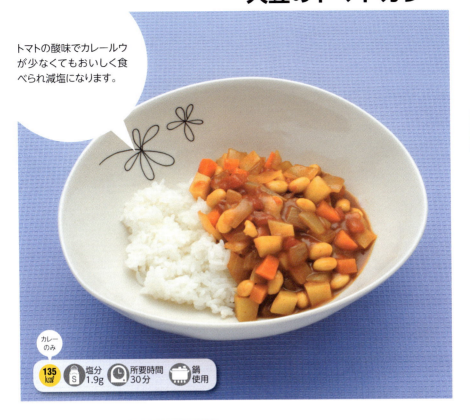

カレーのみ
135kcal ／ 塩分 1.9g ／ 所要時間 30分 ／ 鍋使用

主菜

## 【材料　1人分】

じゃがいも ………… 30g (小⅓個)
たまねぎ …………… 30g (⅙個)
にんじん …………… 15g (⅒本)
大豆水煮缶(ミックスビーンズ缶)
……………………………… 20g
トマト水煮缶 ……… 100g (¼缶)
カレールウ ………… 10g (½かけ)
水 …………………………… 50mℓ

## つくり方

❶ 火の通りを早くするため、じゃがいも、たまねぎ、にんじんを1cm角に切る

❷ 鍋に、①と水とトマト水煮缶を入れて煮る

❸ 野菜がやわらかくなったら、大豆水煮缶を入れカレールウを加え煮溶かす

### ◉ワンポイントアドバイス◉

・野菜をレンジで加熱してから煮ると、さらに調理時間を短縮できます。

蒸し器がなくてもおいしくできる！
# レンジで茶碗蒸し

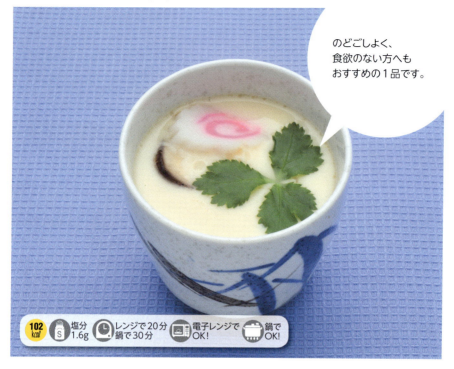

のどごしよく、食欲のない方へもおすすめの1品です。

102kcal ／ 塩分1.6g ／ レンジで20分 鍋で30分 ／ 電子レンジでOK! ／ 鍋でOK!

## 【材料　1人分】

- 卵 …………………………… ½個
- A
  - だし汁 ………………… 100ml
  - しょうゆ ……………… 小さじ¼
  - 塩 ……………………… 小さじ⅛
  - みりん ………………… 小さじ¼
- 鶏もも肉 …………………… 20g
- B
  - しょうゆ ……………… 小さじ½
  - 酒 ……………………… 小さじ½
- C
  - ゆでたけのこ …………… 15g
  - しいたけ ………… 7g（½個）
  - ゆでぎんなん …………… 2個
  - ナルト …………………… 1切れ
- みつ葉 ……………………… 少々

## つくり方

❶ 鶏もも肉は、ひと口大に切り、Bで下味をつける
❷ たけのこ、しいたけは食べやすく切る
❸ 卵にAを入れ、よく混ぜ合わせる
❹ 容器にCを入れ、③の卵液を入れふたをする
❺ レンジの場合は、弱（200w）で5分加熱する。固まらない場合は1分ずつ状態を確認しながら追加加熱する（鍋の場合は、器の⅔が浸るくらいの水を入れ、強火で2分、弱火で15分蒸す）

※加熱しすぎるとすが入る

❻ みつ葉をのせる

お好みで中身を変えて、バリエーションを楽しめる
# 中身いろいろたまご焼き

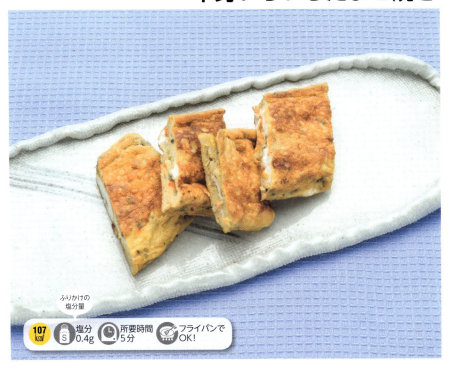

ふりかけの塩分量

107kcal ／ 塩分 0.4g ／ 所要時間 5分 ／ フライパンでOK!

主菜

【材料　1人分】
- 卵……………………………… 1個
- ふりかけ…………… 2g（小1袋）
- 油………………………… 小さじ1

### つくり方
1. 卵とふりかけを合わせておく
2. フライパンに油を熱し、①を流し入れてたまご焼きをつくる

### ◉ワンポイントアドバイス◉
いろいろな食材でバリエーションを楽しみましょう
・納豆
・ミックスベジタブル
・なめたけ（ビン詰め）
・ツナ缶
・チーズ
・桜エビ　など。

フライパンがいらない
# レンジでスクランブルエッグ

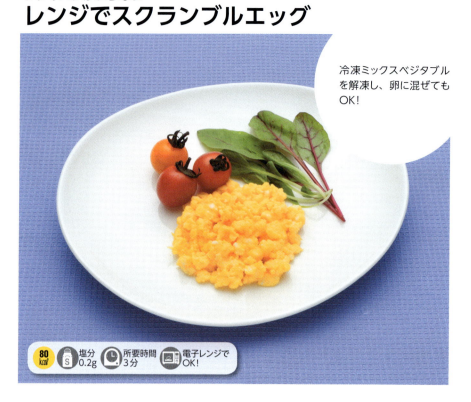

冷凍ミックスベジタブルを解凍し、卵に混ぜてもOK！

主菜

80kcal 塩分0.2g 所要時間3分 電子レンジでOK！

【材料　1人分】
卵……………………… 1個
塩………………………少々
コショウ………………少々

### つくり方
① 耐熱容器で卵を溶き、塩、コショウを加える
② ラップをして、500wのレンジで30秒加熱し、取り出して混ぜる
③ さらにレンジで40秒加熱して取り出す

レンジでつくれば失敗知らず
# 薄焼きたまご（錦糸たまご）

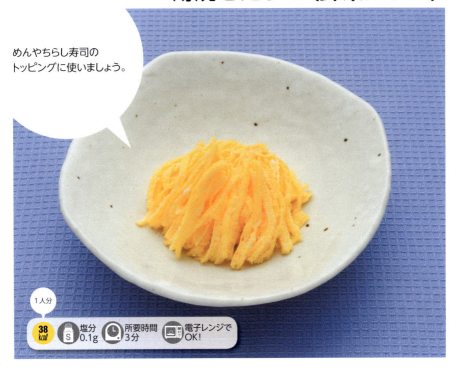

めんやちらし寿司の
トッピングに使いましょう。

38 kcal　塩分 0.1g　所要時間 3分　電子レンジでOK！

主菜

【材料　2人分】
卵 ……………………………… 1個

つくり方
① 平らなお皿にラップを張る
② 溶いた卵を薄く円形にのばす
③ 500wのレンジで20〜30秒加熱する（4〜6枚できる）
④ 冷めたら、せん切りにする
⑤ 半分はラップに包んで冷凍しておくと便利

ラップの上に溶いた卵を薄く円形にのばした状態

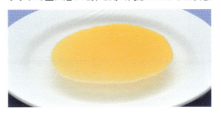

# マーボー豆腐風

マーボー豆腐の素がなくてもできる

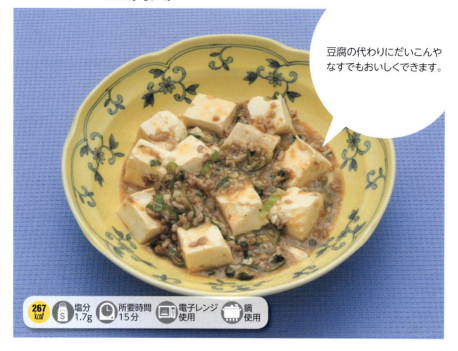

豆腐の代わりにだいこんやなすでもおいしくできます。

267kcal / 塩分 1.7g / 所要時間 15分 / 電子レンジ使用 / 鍋使用

## 【材料　1人分】

- 木綿豆腐 …………… 150g（½丁）
- 豚ひき肉 …………… 40g
- ねぎ ………………… 15g（8cm）
- しょうが …………… 5g（½かけ）
- にんにく …………… 4g（小1かけ）
- 油 …………………… 小さじ1
- A
  - 鶏ガラスープの素 … 小さじ⅓
  - 砂糖 ……………… 小さじ⅔
  - みそ ……………… 小さじ½
  - しょうゆ ………… 小さじ1
  - 片栗粉 …………… 小さじ⅓
  - 水 ………………… 50㎖
  - お好みで豆板醤 ……… 少々

## つくり方

1. しょうが、にんにくは、みじん切りにし、ねぎは小口切りにする
2. 豆腐は、レンジで水切りする。耐熱皿にキッチンペーパーを敷き、4cm角ぐらいに切った豆腐をのせ、ラップをせず500wのレンジで1分加熱する
3. ボウルにAを合わせておく
4. 鍋を熱して油を入れ、ねぎ、しょうが、にんにく、ひき肉も加えてよく炒める
5. ③を流し入れる。ひと煮立ちさせたら、最後に②の豆腐を加えて炒める

レンジで簡単下ごしらえ
# 高野豆腐と赤貝缶の煮物

栄養価が高く保存がきく高野豆腐はいろいろ活用できます。
買い置きの缶詰が大活躍します。

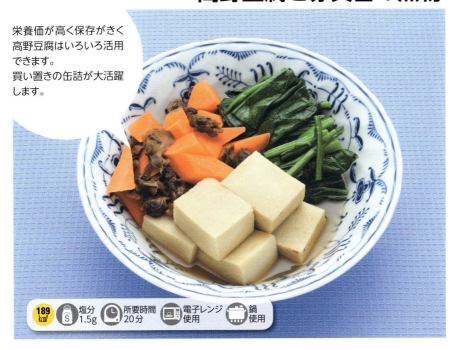

189kcal ／ 塩分 1.5g ／ 所要時間 20分 ／ 電子レンジ使用 ／ 鍋使用

主菜

## 【材料　1人分】
- 高野豆腐……………17g（1枚）
- にんじん……………40g（¼本）
- 赤貝缶………………………65g
- ほうれん草……40g（1〜2株）
- 水………………………… 50mℓ

## つくり方
❶ ほうれん草は洗ってラップに包み、レンジで2分加熱し、すぐに水にさらし、食べやすい長さに切る
❷ にんじんは食べやすい大きさに切って、耐熱容器に入れラップをして、500wのレンジで2分加熱する
❸ 高野豆腐は水で戻しておく
❹ 鍋にすべての材料を入れて煮る

いろいろな野菜をたくさん食べられます
# 厚揚げと野菜の炒め物

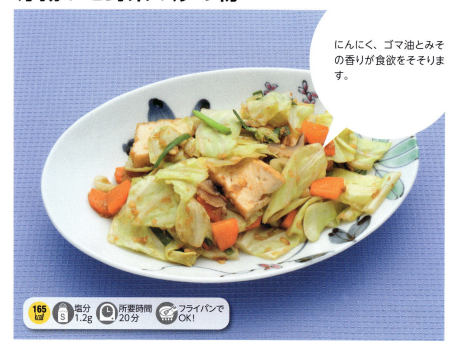

にんにく、ゴマ油とみその香りが食欲をそそります。

165kcal ／ 塩分 1.2g ／ 所要時間 20分 ／ フライパンでOK!

## 【材料　1人分】

| 材料 | 分量 |
|---|---|
| 厚揚げ | 50g（¼枚） |
| 干ししいたけ | 1g（½枚） |
| キャベツ | 70g（1.5枚） |
| にんじん | 20g（⅙本） |
| にら | 10g（2茎） |
| しょうが | 3g（¼かけ） |
| にんにく | 3g（小1かけ） |
| ゴマ油 | 小さじ1 |
| A　みそ | 小さじ1 |
| 　　しょうゆ | 小さじ½ |
| 　　みりん | 小さじ½ |

## つくり方

❶ 厚揚げは熱湯をかけ、油ぬきをする。縦半分にして、5mmの厚さに切る
❷ 干ししいたけは水で戻して薄切りにする
❸ キャベツは食べやすい大きさに切る。にんじんはイチョウ切りにして、下ゆでしておく
❹ にらは3cmの長さに切る
❺ にんにくとしょうがはみじん切り
❻ フライパンを熱してゴマ油を入れ、しょうがとにんにくを炒める
❼ 厚揚げ、しいたけ、キャベツ、にんじんを加えて炒め、Aの調味料を加える。最後ににらを入れ全体を炒め合わせる

◎ワンポイントアドバイス◎

・材料は、ありあわせのものでもできます。

# 魚の野菜あんかけ

レンジで調理できるので簡単

魚は種類と重さによってカロリーが違います。ブリ(30g)、サケ(60g)、タラ(100g)は、ほぼ同じカロリーです。

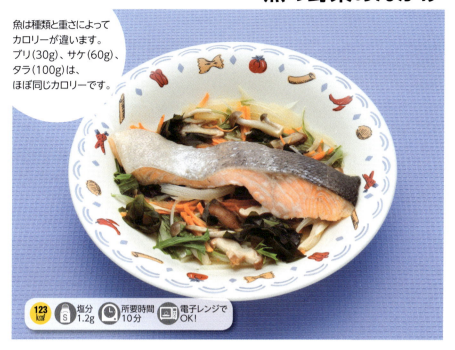

123kcal / 塩分 1.2g / 所要時間 10分 / 電子レンジでOK!

主菜

## 【材料 1人分】

どれか1切れ:
- ブリ ……………… 30g(½切)
- 生サケ …………… 60g(1切)
- 生タラ …………… 100g(大1切)

- 酒 ………………………… 小さじ1
- にんじん ………… 20g(⅙本)
- しいたけ ………… 10g(小1個)
- しめじ …………… 10g(⅛パック)
- たまねぎ ………… 20g(⅒個)
- 水菜 ……………… 20g(1茎)
- ワカメ(乾燥) …… 1g(小さじ1)

A:
- めんつゆ(3倍濃縮) … 大さじ½
- 片栗粉 ……………… 小さじ⅔
- 水 …………………… 20㎖
- 酢 …………………… 小さじ½

## つくり方

❶ にんじんはせん切り、たまねぎ、しいたけは薄切り、水菜は3㎝幅に切り、しめじはいしづきをとって小房に分ける。ワカメは水につけて戻しておく

❷ 耐熱皿に、魚をおき、酒をふりかけ、①の野菜とワカメをのせる

❸ Aの調味料を混ぜ合わせ②にかける

❹ ラップをして、500wのレンジで3分加熱する

### ◉ワンポイントアドバイス◉

・魚の加熱が足りない場合は30秒ずつ状態を確認しながら追加加熱してください。

市販のカット野菜を使えば簡単・便利で時間も短縮！
# サケ缶のチャンチャン焼き

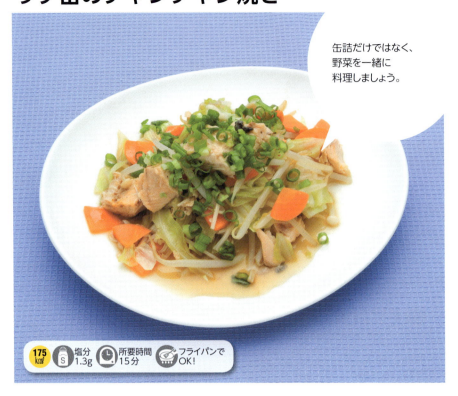

缶詰だけではなく、野菜を一緒に料理しましょう。

175kcal ／ 塩分1.3g ／ 所要時間15分 ／ フライパンでOK！

## 【材料　1人分】

| | |
|---|---|
| サケ缶 | ½缶 |
| キャベツ | 50g（1枚） |
| にんじん | 20g（⅙本） |
| もやし | 40g（⅙袋） |
| えのきだけ | 20g（⅕袋） |
| 焼肉のタレ | 大さじ½ |
| 小ねぎ | 5g（1本） |
| ゴマ油 | 小さじ½ |

### ◎ワンポイントアドバイス◎
・焼肉のタレを使うことで簡単に味付けができ失敗もほとんどありません。

## つくり方

❶ えのきだけはいしづきを取って2～3㎝に切り、キャベツはザク切り、にんじんはイチョウ切り、もやしはさっと洗う（カット野菜を使うと、切る手間が省けて便利です）

❷ フライパンに①の野菜を入れ、サケ缶をあらくほぐして汁ごと上にのせる

❸ 焼肉のタレを入れてふたをして蒸し焼きにする

❹ 小口切りにした小ねぎをちらし、ゴマ油をかける

レンジで調理できるので簡単！
# サバ缶と野菜のみそ煮風

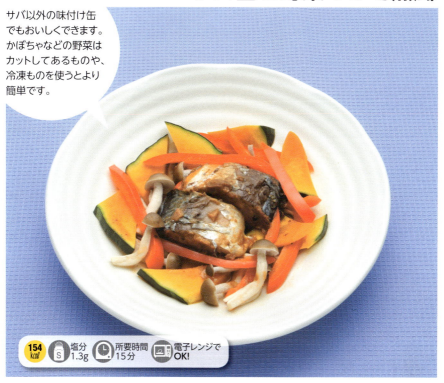

サバ以外の味付け缶でもおいしくできます。かぼちゃなどの野菜はカットしてあるものや、冷凍ものを使うとより簡単です。

154kcal ／ 塩分1.3g ／ 所要時間15分 ／ 電子レンジでOK!

## 【材料　1人分】

- サバの味付け缶（みそ煮）……………………90g（½缶）
- かぼちゃ……35g（うす切り7枚）
- しめじ……………⅓パック（30g）
- パプリカ（赤）…………30g（¼個）
- （または、ピーマン）……30g（1個）

### ◎ワンポイントアドバイス◎
・買い置きの缶詰を上手に利用しましょう。

## つくり方

1. かぼちゃ（¼個、300g）は種を取り、ラップをして、500wのレンジで5〜8分加熱する（P81参照）
2. ①がやわらかくなったら、食べやすい大きさに切り分ける
3. しめじはいしづきを取って小房に分け、パプリカは5㎜幅の細切りにする
4. 耐熱容器にかぼちゃ、しめじ、パプリカを入れ、最後にサバの味付け缶の身をほぐし、煮汁ごと加える
5. ラップをして、レンジで2分加熱する

買い置きの缶詰を上手に利用
# サンマ缶とだいこんの煮物

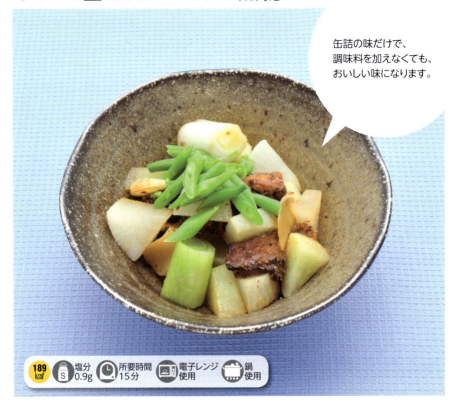

缶詰の味だけで、調味料を加えなくても、おいしい味になります。

189kcal / 塩分0.9g / 所要時間15分 / 電子レンジ使用 / 鍋使用

【材料　1人分】
- サンマ缶……………50g(½缶)
- だいこん……………80g(2cm)
- ねぎ…………………20g(10cm)
- いんげん……………10g(2本)
- しょうが……………………少々
- 水……………………⅙カップ

◉ワンポイントアドバイス◉
・レンジで簡単に下ごしらえができます。
・いんげんの加熱方法はP56参照

つくり方
1. だいこんは食べやすい大きさに切り、ラップをして、500wのレンジで5分加熱する
2. ねぎはぶつ切りに、いんげんは食べやすく切る
3. 鍋に水、サンマ缶、だいこん、ねぎ、薄切りにしたしょうがを入れて煮る
4. レンジで加熱しておいたいんげんをのせる

いつもとちょっと違う味付けでサケを洋風に
# サケのブレーゼ

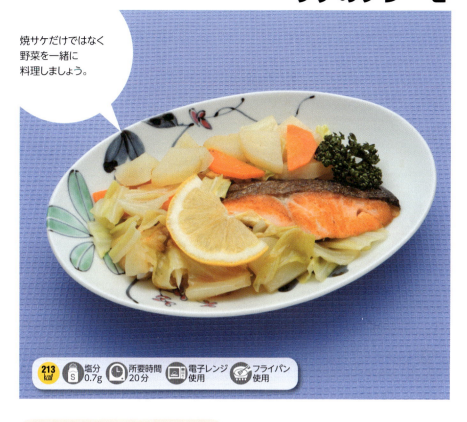

焼サケだけではなく野菜を一緒に料理しましょう。

主菜

213kcal ／ 塩分 0.7g ／ 所要時間 20分 ／ 電子レンジ使用 ／ フライパン使用

## 【材料　1人分】

| 材料 | 分量 |
|---|---|
| 生サケ | 60g（1切れ） |
| キャベツ | 50g（1枚） |
| にんじん | 20g（⅙本） |
| じゃがいも | 40g（小½個） |
| にんにく（輪切り） | 3g（¼かけ） |
| オリーブオイル | 小さじ1 |
| 酒 | 大さじ1 |
| コンソメスープの素（固形） | ¼個 |
| 水 | 小さじ1弱 |
| 塩 | 少々 |
| コショウ | 少々 |
| レモン汁 | 小さじ1 |

## つくり方

❶ じゃがいもはイチョウ切り、にんじんは半月切りにし、ラップをして、500wのレンジで2〜3分加熱する

❷ フライパンにオリーブオイルを入れてにんにくを炒める

❸ サケを入れ両面をこんがりと焼く

❹ ①とザク切りにしたキャベツ、酒、コンソメスープの素、水を入れて中火で10分蒸し煮にする

❺ 塩、コショウで調味し、レモン汁をかける

オーブントースターでつくれる！
# 魚のホイル焼き

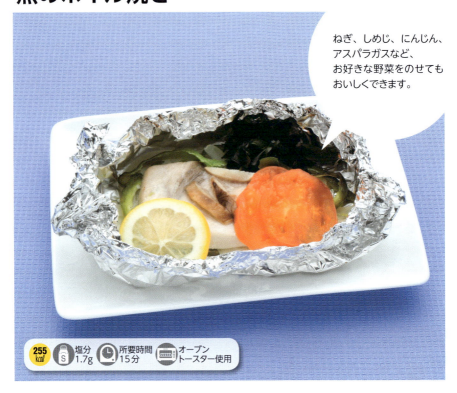

ねぎ、しめじ、にんじん、アスパラガスなど、お好きな野菜をのせてもおいしくできます。

主菜

255kcal ／ 塩分 1.7g ／ 所要時間 15分 ／ オーブントースター使用

## 【材料　1人分】

- 魚（生タラ、カジキなど）………… 100g（1切れ）
- A ｛ 酒 ………… 少々
- 　　 塩 ………… 少々
- しいたけ ………… 3g（¼個）
- たまねぎ ………… 20g（⅛個）
- ピーマン ………… 15g（小1個）
- トマト ………… 20g（⅛個）
- レモン（輪切り）………… 1切れ
- ワカメ（乾燥）………… 適量
- ポン酢 ………… 小さじ1

## つくり方

1. 魚にAで下味をつける。ワカメは水で戻す
2. しいたけ、たまねぎは薄切り、ピーマンはせん切り、トマトとレモンは輪切りにする
3. アルミホイルに①と②を入れて包む
4. オーブントースターで8分焼く
5. ポン酢をかける

### ◉ワンポイントアドバイス◉

・フライパンに水と③を入れ、蒸し焼きにもできます。

トースターで調理するので、後片づけもラク
# イワシの香味蒸し

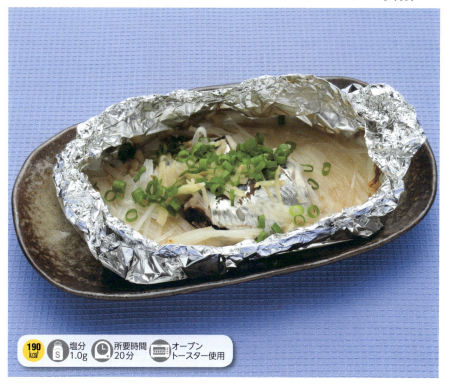

主菜

190kcal／塩分1.0g／所要時間20分／オーブントースター使用

## 【材料　1人分】
| | |
|---|---|
| イワシ | 1尾 |
| 塩 | 少々 |
| しょうが | 5g（½かけ） |
| ねぎ | 30g（15㎝） |
| にんじん | 30g（⅕本） |
| 小ねぎ | 1g |
| えのきだけ | 50g（½袋） |
| ゴマ油 | 小さじ1弱 |

## つくり方
❶ イワシは内臓を取り（開いたイワシでもよい）塩をひとつまみふっておく
❷ しょうが、ねぎ、にんじんは3〜4㎝の長さのせん切り、えのきだけはいしづきを取り、3〜4㎝の長さに切る
❸ アルミホイルの上に①と②を入れ、ゴマ油を上からかけて包む
❹ オーブントースターで14分加熱する
❺ 焼きあがったら、小口切りにした小ねぎをのせる

角切り肉ではなく薄切り肉を使います
# 揚げない酢豚

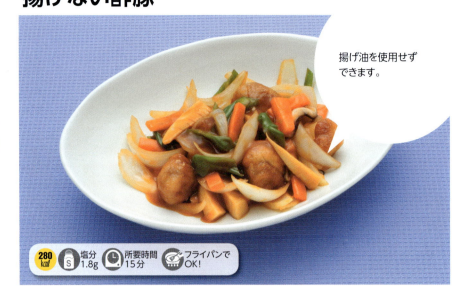

揚げ油を使用せずできます。

280kcal / 塩分1.8g / 所要時間15分 / フライパンでOK!

【材料 1人分】

- 豚薄切り肉……60g
- A
  - 酒……小さじ½
  - しょうが汁……小さじ⅕
- 片栗粉……小さじ2
- 油……小さじ1強
- にんじん……20g（⅛本）
- たまねぎ……60g（⅓個）
- ピーマン……20g（小1個）
- ゆでたけのこ……20g
- しいたけ……7g（⅓個）
- B
  - 砂糖……大さじ½
  - 水……50㎖
  - 酢……小さじ2
  - ケチャップ……小さじ2
  - しょうゆ……大さじ½
  - 片栗粉……小さじ1
- ゴマ油……小さじ¼

### つくり方

1. 豚肉にAで下味をつけ、ひと口大に丸めて、片栗粉をまぶす
2. 野菜は食べやすい大きさに切る
3. Bの調味料を合わせておく
4. フライパンに油を入れて肉をころがしながら焼き、焼けたら取り出す
5. ④のフライパンで野菜を炒める
6. 火が通ったら、④の肉をフライパンに戻す
7. 合わせておいたBをまわし入れ、煮立たせる
8. ゴマ油をかける

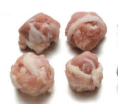

ひと口大に丸めた状態

# 食べごたえ十分！
# やわらか豚だいこん

薄切り肉を丸めているので、とてもやわらかく食べられます。

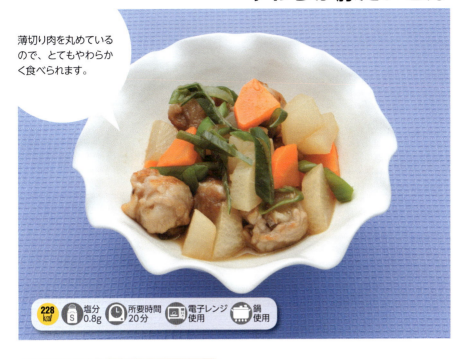

主菜

228kcal ／ 塩分0.8g ／ 所要時間20分 ／ 電子レンジ使用 ／ 鍋使用

## 【材料　1人分】

- 豚薄切り肉 …………………… 60g
- A ┌ 酒 ……………………… 小さじ½
　 └ おろししょうが
　　　　　　…………… 2g（¼かけ分）
- 片栗粉 …………………………… 小さじ2
- 油 ………………………………… 小さじ1
- だいこん ……………… 40g（1cm）
- にんじん ……………… 20g（⅙本）
- ねぎ …………………… 10g（5cm）
- B ┌ 砂糖 ………………… 小さじ1
　 │ しょうゆ …………… 小さじ1弱
　 └ だし汁 ………………… 50mℓ

## つくり方

1. だいこんと、にんじんは厚めのイチョウ切りに、ねぎは斜め切りにする
2. だいこんとにんじんはラップをして、500wのレンジで2分加熱する
3. 豚肉にAで下味をつけ、ひと口大に丸めたら、片栗粉をまぶす
4. 鍋に油を入れて肉をころがしながら焼く
5. 肉に火が通ったら、②の野菜、Bを加えて煮込む
6. ねぎを入れ、ひと煮立ちさせる

お惣菜のトンカツでもできます
# カツとじ

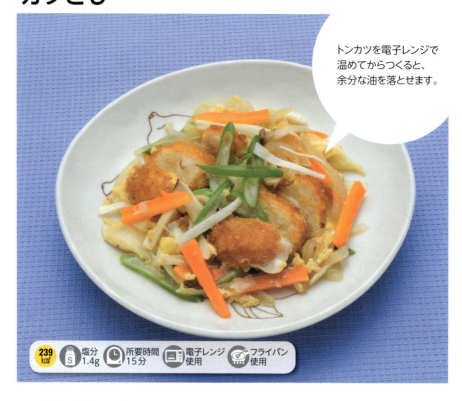

トンカツを電子レンジで温めてからつくると、余分な油を落とせます。

239kcal ／ 塩分1.4g ／ 所要時間15分 ／ 電子レンジ使用 ／ フライパン使用

## 【材料　1人分】

| 材料 | 分量 |
| --- | --- |
| 弁当用トンカツ（冷凍） | 40g（2個） |
| たまねぎ | 40g（1/5個） |
| にんじん | 20g（1/6本） |
| ねぎ | 20g（10cm） |
| エリンギ | 10g（1/4本） |
| めんつゆ（3倍濃縮） | 大さじ1/2 |
| 水 | 60mℓ |
| 卵 | 25g（1/2個） |

## つくり方

1. たまねぎは薄切り、にんじんは短冊切り、ねぎは斜め切り、エリンギはいしづきを取り、縦に裂き3cmの長さに切る
2. トンカツを皿にのせ、ラップをせずレンジで指定の時間加熱する
3. フライパンに①の野菜とエリンギ、水、めんつゆを入れて煮る
4. 野菜が煮えたら、ひと口大に切ったトンカツを入れ、卵を溶いて流し入れる

揚げ油を使わないので簡単、後片づけもラク
# 揚げないトンカツ

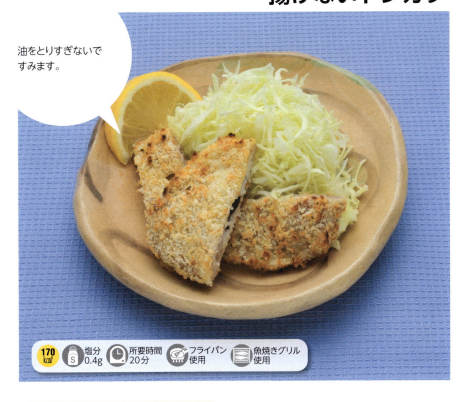

油をとりすぎないですみます。

170kcal ／ 塩分 0.4g ／ 所要時間 20分 ／ フライパン使用 ／ 魚焼きグリル使用

主菜

## 【材料 1人分】

| | |
|---|---|
| 豚薄切り肉 | 40g |
| 大葉 | 1枚 |
| 塩 | 少々 |
| コショウ | 少々 |
| 小麦粉 | 小さじ2 |
| 卵 | 7g |
| パン粉 | 大さじ2 |
| ≪付け合わせ≫ | |
| キャベツ | 50g（1枚） |
| レモン | 1/8個 |

## つくり方

❶ 肉のすじを包丁の背でたたき、塩、コショウをする
❷ フライパンにパン粉を入れ、中火で3～5分ほど炒る
❸ 肉を1枚ずつ重ね、中央に大葉をはさむ
❹ 両面に小麦粉、卵、パン粉の順につける
❺ 魚焼きグリルで弱火で4分、焼き色がついたら返して3～4分焼く

≪付け合わせ≫
キャベツはせん切りに、レモンはくし形に切り、皿に盛り付ける

豚肉のビタミン$B_1$で夏バテ防止
# 豚冷しゃぶ

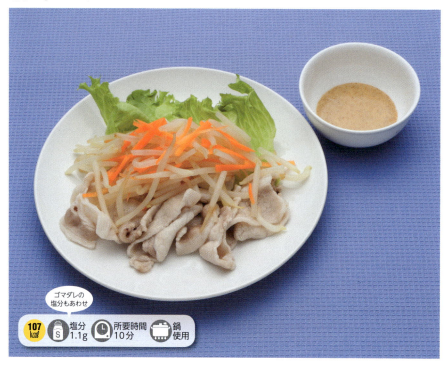

ゴマダレの塩分もあわせ

107kcal ・ 塩分1.1g ・ 所要時間10分 ・ 鍋使用

【材料 1人分】

- 豚もも肉……………………60g
- A ┌ 酒……………………少々
　　└ 片栗粉………………少々
- もやし…………………60g（¼袋）
- にんじん………………10g（1㎝）
- ゴマダレ（市販）…………大さじ1

### つくり方

❶ 豚肉にAをまぶして熱湯でさっとゆでて冷水に取る
❷ ①で使ったお湯のアクを取り、もやし、せん切りにしたにんじんなどの野菜をさっとゆでる
❸ 器に豚と野菜を盛り付け、ゴマダレをそえる

### ◎ワンポイントアドバイス◎
・タレはポン酢でもOK。

残った刺身も無駄にしません
# 刺身と野菜のグリル

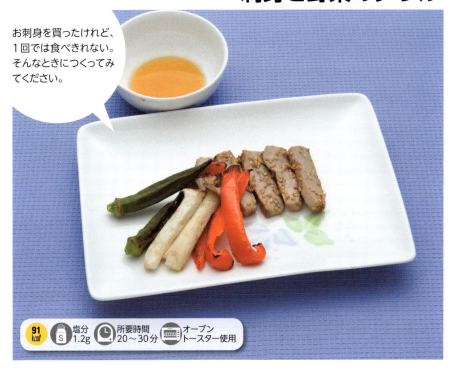

お刺身を買ったけれど、1回では食べきれない。そんなときにつくってみてください。

91 kcal ／ 塩分 1.2g ／ 所要時間 20～30分 ／ オーブントースター使用

主菜

【材料　1人分】
- マグロの刺身……50g（4～6切れ）
- A
  - しょうゆ……………小さじ1弱
  - みりん………………小さじ1
  - おろししょうが……少々
- ゴマ……………………小さじ1
- パプリカ（赤）………30g（¼個）
- エリンギ………………10g（¼本）
- オクラ…………………20g（2本）
- タレ
  - 酢……………………小さじ½
  - しょうゆ……………小さじ½

※タレの代わりにポン酢でもOKです

### つくり方

1. マグロは、Aにつけておく
2. マグロにゴマをまぶし、アルミホイルにのせる
3. オーブントースターで、7～8分焼く
4. パプリカ、エリンギは、食べやすい大きさに切る
5. パプリカ、エリンギ、オクラを、トースターで焦げ目がつくまで15～20分焼く（マグロと一緒に焼いてもOK）
6. 酢としょうゆを混ぜたタレをそえる

◉ワンポイントアドバイス◉

・タイマー付きのトースターなら焦がす心配はありません。

ごぼうを入れてよく噛む和風ハンバーグ
# ごぼうハンバーグ

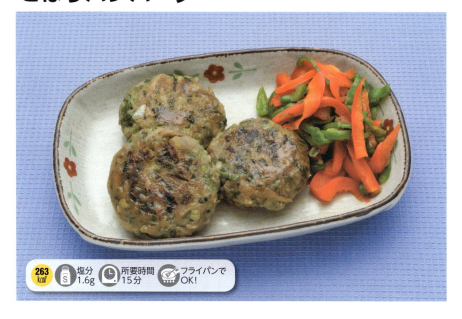

263 kcal / 塩分 1.6g / 所要時間 15分 / フライパンでOK!

## 【材料　1人分】

| | |
|---|---|
| 豚ひき肉 | 60g |
| ごぼう | 40g |
| 小ねぎ | 30g（⅓束） |
| おろししょうが | 少々 |
| 片栗粉 | 大さじ1½ |
| ゴマ油 | 小さじ1 |
| めんつゆ（3倍濃縮） | 大さじ1 |

《付け合わせ》

| | |
|---|---|
| パプリカ（赤） | 30g（¼個） |
| ピーマン | 20g（小1個） |

## つくり方

❶ ごぼうはささがきにして冷凍しておく。小ねぎは小口切りにする
❷ ボウルにごぼう、ひき肉、小ねぎ、おろししょうが、片栗粉を入れ、よくこねて小判形に成形する
❸ フライパンにゴマ油を入れ②を焼く
❹ めんつゆを入れ、水をひたひたになるまで加えてよく煮る
❺ 細切りにしたパプリカとピーマンを入れ、ひと煮立ちさせる

※所要時間にごぼうの冷凍時間は含まれません

### ◉ワンポイントアドバイス◉

・ごぼうをささがきにしてから冷凍することで短い調理時間でもやわらかくなります。食感は硬くなりますが、そのまま使用することもできます。
・ごぼうを冷凍するときは、ほぐれやすいように広げましょう。
・冷凍ごぼうはキンピラや、汁物にも使えて便利です。

酸味があってサッパリと食べられる
# 蒸し鶏のマリネ

蒸し鶏は、レンジで簡単にできるので、さまざまな料理に活用してください。

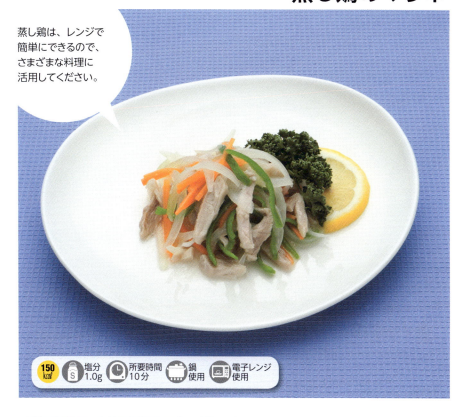

主菜

150kcal ／ 塩分1.0g ／ 所要時間10分 ／ 鍋使用 ／ 電子レンジ使用

## 【材料　1人分】

- 鶏もも肉……………40g（¼枚）
- 酒……………………小さじ1
- にんじん……………10g（1cm）
- たまねぎ……………30g（⅙個）
- ピーマン……………10g（½個）
- A ┌ 油……………小さじ1強
- 　├ 酢……………小さじ1
- 　└ 塩……………小さじ⅙
- レモン（半月切り）……1枚
- パセリ………………少々

## つくり方

1. にんじん、たまねぎ、ピーマンはせん切りにして、2、3分ゆでて水にさらし、水気を切っておく
2. 鶏肉に酒をふって、ラップをして、500wのレンジで1分40〜50秒加熱する
3. 鶏肉が冷めたら、細く裂く
4. Aをよく混ぜて、野菜と肉全体にからめ、味をなじませる
5. レモンとパセリをそえる

レタスのシャキシャキ感が食欲をそそる
# 牛肉とレタスのオイスターソース炒め

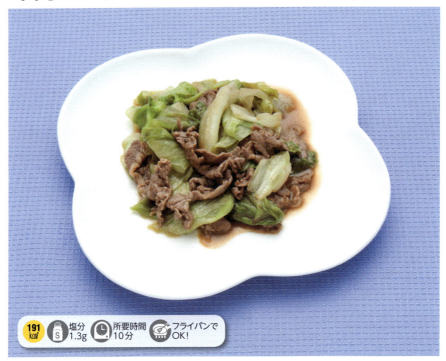

191kcal／塩分 1.3g／所要時間 10分／フライパンでOK!

## 【材料　1人分】

- 牛薄切り肉……………50g
- A
  - 酒………………少々
  - しょうゆ………少々
  - しょうが汁……少々
- 片栗粉…………………少々
- 油（下味用）…………少々
- レタス………………2枚(50g)
- 油（炒め用）…………大さじ½
- B
  - しょうゆ………小さじ½
  - 酒………………大さじ½
  - 砂糖……………小さじ¼
  - オイスターソース…大さじ½

## つくり方

❶ 牛肉は大きめのひと口大に切り、Aで下味をつけ、片栗粉と油をまぶす
❷ レタスは1枚ずつ洗い、水気を切って適当な大きさにちぎる
❸ フライパンに油を熱し、牛肉を入れてさっと両面を焼く
❹ Bの調味料を入れてレタスを加え、炒め合わせる

### ◉ワンポイントアドバイス◉

・レタスを使うことで調理時間を短くできます。

オイスターソースで本格的な中華に！
# 豚肉とピーマンのオイスターソース炒め

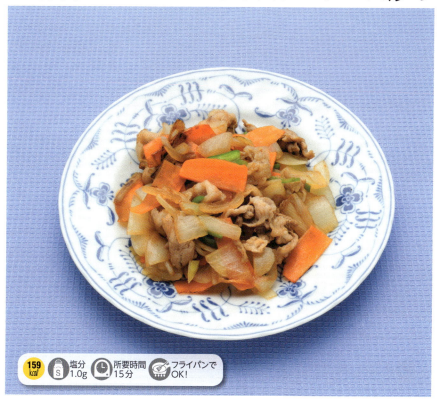

159kcal ／ 塩分 1.0g ／ 所要時間 15分 ／ フライパンでOK！

主菜

## 【材料　1人分】
- 豚薄切り肉 …………………… 60g
- ピーマン ……………… 40g（小2個）
- にんじん ………………… 30g（⅕本）
- たまねぎ ………………… 60g（⅓個）
- 油 …………………………… 小さじ1弱
- オイスターソース …… 大さじ½強

## つくり方
1. 豚肉はひと口大に、野菜は食べやすい大きさに切る
2. フライパンに油を入れ、豚肉を炒める
3. ②にたまねぎ、ピーマンとにんじんを加えて炒め、オイスターソースで味をつける

レンジで簡単下ごしらえ
# なすとブロッコリーのおろしあえ

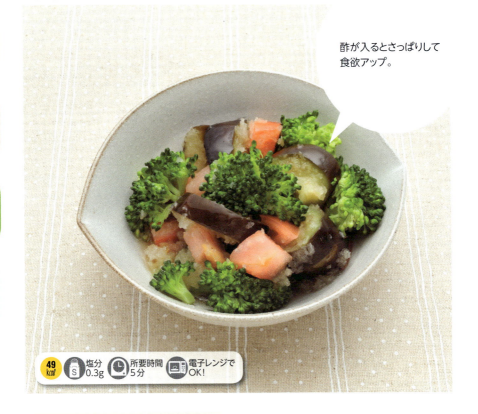

酢が入るとさっぱりして食欲アップ。

49kcal ／ 塩分0.3g ／ 所要時間5分 ／ 電子レンジでOK!

## 【材料　1人分】
- なす……………………40g（大½本）
- ブロッコリー……………30g（⅓個）
- トマト……………………30g（⅕個）
- A ┌ 酢…………………小さじ1
  │ めんつゆ……………小さじ½
  └ ゴマ油………………小さじ½
- だいこん…………………15g（2cm）

## つくり方

① なすはヘタをとりラップで包み、500wのレンジで1分加熱し、半月に切る

② ブロッコリーは小房に分けて耐熱皿に入れ、ラップをして、レンジで1分加熱する

③ トマトはさいの目に切る

④ Aの調味料を混ぜ、おろしただいこんを加えて野菜をあえる

### ◉ワンポイントアドバイス◉
・なすをレンジで加熱する時は、空気が入らないようきっちりラップで包むと、きれいな色に仕上がります。

チーズの香りが食欲をそそります
# 野菜のグラタン

定番の夏野菜を変わった食べ方で。

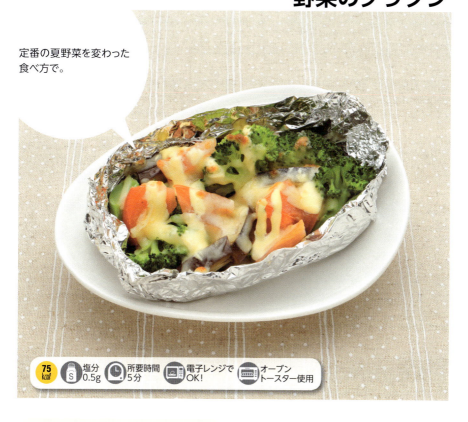

75kcal ／ 塩分 0.5g ／ 所要時間 5分 ／ 電子レンジでOK! ／ オーブントースター使用

## 【材料　1人分】
- なす……………40g（大½本）
- ブロッコリー……30g（⅓個）
- トマト……………30g（⅕個）
- スライスチーズ……15g（1枚弱）
- マヨネーズ……………小さじ1

### ◎ワンポイントアドバイス◎
・耐熱皿に入れてレンジで加熱してもできます。

## つくり方
1. なすはヘタをとりラップで包み、500wのレンジで1分加熱し、半月に切る
2. ブロッコリーは小房に分けて耐熱皿に入れ、ラップをして、レンジで1分加熱する
3. トマトはさいの目に切る
4. 15cm四方のアルミホイルを器の形にして、野菜を入れ、スライスチーズをちぎってのせマヨネーズをかけて、オーブントースターで、こんがり色がつくまで焼く

副菜

低カロリーのヘルシーメニュー
# きのこのおろしあえ

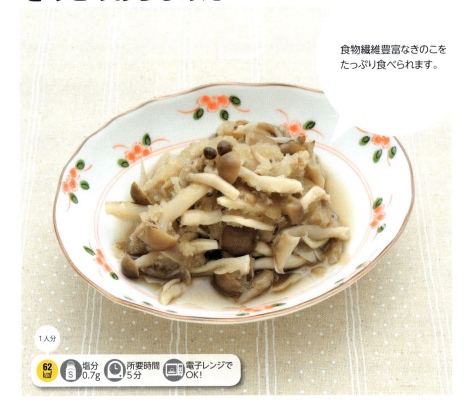

食物繊維豊富なきのこを
たっぷり食べられます。

1人分

62kcal ／ 塩分 0.7g ／ 所要時間 5分 ／ 電子レンジでOK！

## 【材料　2人分】
まいたけ…………90g（1パック）
しめじ……………90g（1パック）
だいこんおろし
　……………100g（½カップ）
ポン酢……………………大さじ1

### つくり方
❶まいたけとしめじはいしづきを取り、食べやすい大きさにして、ラップをして、500wのレンジで3分加熱する
❷だいこんおろしを①のきのこと混ぜ、ポン酢をかける

### ◉ワンポイントアドバイス◉
・ポン酢で味付けすれば簡単で減塩もできます。

市販のもずく酢がオリジナルな一品に
# 冷凍もずくのおろしあえ

パック入りのもずく酢やめかぶは手軽に食べることができるので買っておくと便利です。

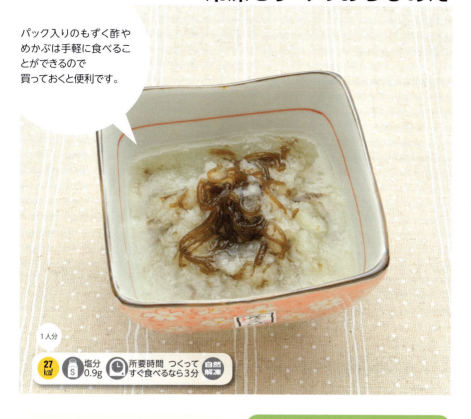

1人分
27kcal ／ 塩分 0.9g ／ 所要時間 つくってすぐ食べるなら3分 ／ 自然解凍

## 【材料　2人分】
だいこんおろし …………………… 100g（½カップ）
もずく酢 …………………… 1パック

### つくり方
❶だいこんおろしは水気を軽く切り、冷凍しておく
❷もずく酢はパックごと冷凍しておく
❸①と②を解凍して混ぜ合わせる

※所要時間に冷凍時間は含まれません
※もちろん、冷凍せずに、すぐつくってもOK

### ◉ワンポイントアドバイス◉
・野菜などを冷凍しておくと調理の手間を省くことができるうえ、保存期間も長くなり便利です。
・冷凍保存を活用すると、食材の無駄も少なくなります。
・きのこ類も冷凍しておくと、みそ汁や煮物に手軽に使えて、とても便利です。

## 鍋を使わない
# 冷凍キャベツのポン酢あえ

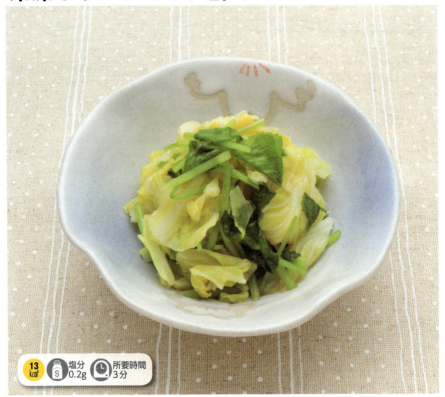

13 kcal / 塩分 0.2g / 所要時間 3分

### 【材料　1人分】
キャベツ（冷凍したもの）
　　　　　　　　……50g（1枚）
みつ葉……………10g（⅓束）
ポン酢……………小さじ½

### ◉ワンポイントアドバイス◉
・キャベツは生のまま冷凍できます。
・切って冷凍しておけば、みそ汁や鍋の具としても使えます。

### つくり方
❶キャベツは手でちぎって冷凍しておく
❷凍ったままのキャベツと2〜3cmに切ったみつ葉を、ザルに入れて熱湯（ポットの湯）をかける
❸水気を絞ってポン酢と混ぜる

※所要時間にキャベツの冷凍時間は含まれません

レンジで簡単下ごしらえ
# レンジでなすのゴマあえ

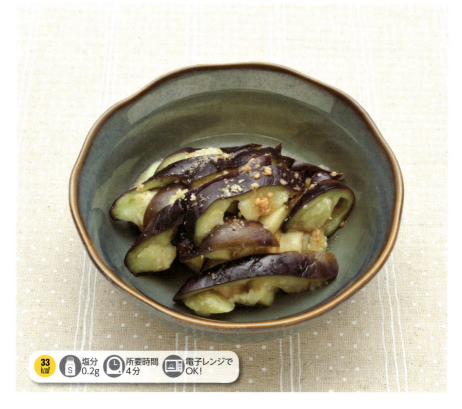

33 kcal／塩分 0.2g／所要時間 4分／電子レンジでOK!

【材料　1人分】
なす ・・・・・・・・・・・・・・・・・ 60g（小1本）
A ┌ すりゴマ ・・・・・・・・・・・・・・ 大さじ½
　└ ポン酢 ・・・・・・・・・・・・・・・ 小さじ½

### つくり方
① なすはヘタをとり、ラップをして、500wのレンジで1分加熱する
② 食べやすい大きさに切る
③ Aを混ぜ合わせてなすとあえる

### ◉ワンポイントアドバイス◉
・皮をむいてラップをし、レンジで加熱すると焼なす風になります。

副菜

レンジで簡単下ごしらえ
# いんげんのゴマあえ

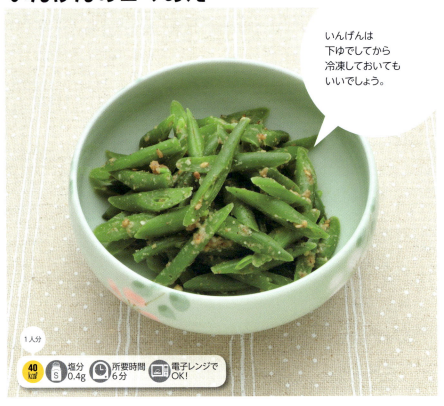

いんげんは下ゆでしてから冷凍しておいてもいいでしょう。

1人分

40kcal ／ 塩分0.4g ／ 所要時間6分 ／ 電子レンジでOK!

## 【材料　2人分】
- いんげん……100g（14本ぐらい）
- 水………………………大さじ3
- A
  - すりゴマ……………大さじ1
  - 砂糖…………………小さじ1
  - しょうゆ……………小さじ½

### ◎ワンポイントアドバイス◎
・レンジで加熱する時、水を加えるとむらなく熱が通ります。

## つくり方
1. いんげんは3〜4cm幅の斜め切りにし、水とともに耐熱皿に入れ、ラップをして、500wのレンジで4分加熱する
2. 冷水にとって、水気を切る
3. Aを混ぜ合わせて、いんげんとあえる

レンジで簡単下ごしらえ
# キャベツのゴマあえ

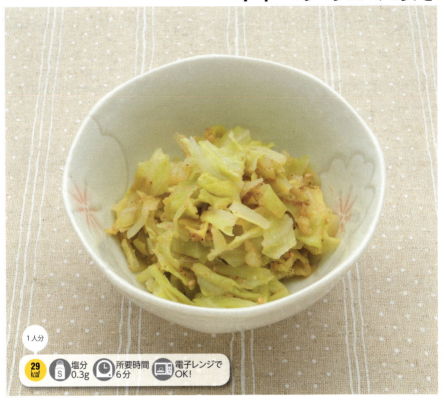

1人分
29kcal 塩分0.3g 所要時間6分 電子レンジでOK!

【材料　2人分】
キャベツ……………100g（2枚）
A ┌ すりゴマ……………大さじ1
　└ めんつゆ（3倍濃縮）・小さじ1

## つくり方
① キャベツは食べやすい大きさに切って耐熱皿に入れ、ラップをして、500wのレンジで4分加熱する
② 冷めてから、かるく水気を絞る
③ Aを混ぜ合わせて、キャベツとあえる

◉ワンポイントアドバイス◉
・レンジを使うと簡単に調理ができます。
・鍋やフライパンを使わないので後片づけも簡単！

レンジで簡単下ごしらえ
# 野菜のナムル

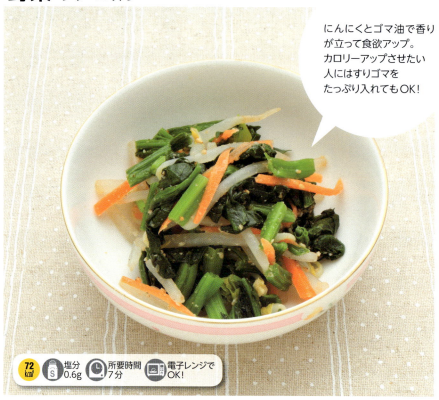

にんにくとゴマ油で香りが立って食欲アップ。カロリーアップさせたい人にはすりゴマをたっぷり入れてもOK！

72kcal ／ 塩分 0.6g ／ 所要時間 7分 ／ 電子レンジでOK!

## 【材料　1人分】

- ほうれん草 ……………… 25g（2株）
- にんじん ………………… 10g（1㎝）
- もやし …………………… 50g（⅕袋）
- A
  - めんつゆ（3倍濃縮） 大さじ½
  - すりゴマ ……………… 小さじ½
  - ゴマ油 ………………… 小さじ1弱
  - にんにく（すりおろし）…少々

### ◉ワンポイントアドバイス◉
・めんつゆで味付けすれば失敗知らずです。

## つくり方

❶ ほうれん草は洗って、ラップに包んで、500wのレンジで2分加熱する。すぐ水にさらし、絞ってから3㎝幅に切る

❷ にんじんは太めのせん切りにし、洗ったもやしと一緒に皿に入れ、ラップをして、レンジで1～2分加熱する

❸ Aの調味料を合わせ、①②とあえる

だいこんおろしたっぷりで口あたりアップ
# 春菊と赤貝のおろしあえ

缶詰を買い置きしておくと便利です。缶詰だけで食べず、野菜と一緒に食べましょう。

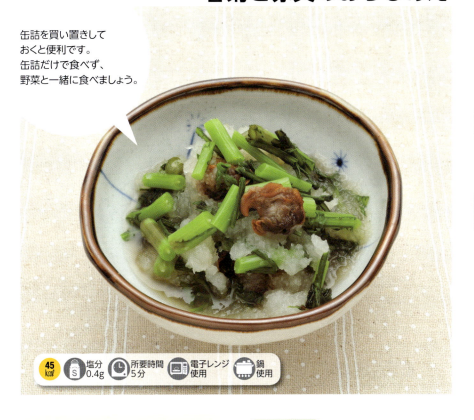

45kcal ／ 塩分 0.4g ／ 所要時間 5分 ／ 電子レンジ使用 ／ 鍋使用

【材料　1人分】
赤貝缶……………………… 20g
酒 ………………………… 大さじ½
春菊 ……………………… 20g（1株）
だいこんおろし … 50g（¼カップ）

◉ワンポイントアドバイス◉
・レンジで簡単に下ごしらえができます。
・お好みでユズ皮をきざんだものを加えてもおいしくいただけます。

つくり方
❶鍋に赤貝缶と酒を入れ、水分がなくなるまで煮詰めて、冷ます
❷春菊を洗って、ラップに包んで500wのレンジで2分加熱、すぐ水にさらし、絞ってから3cmに切る
❸だいこんおろしと①②をあえる

野菜を上手に無駄なく使う
# にんじんキンピラ

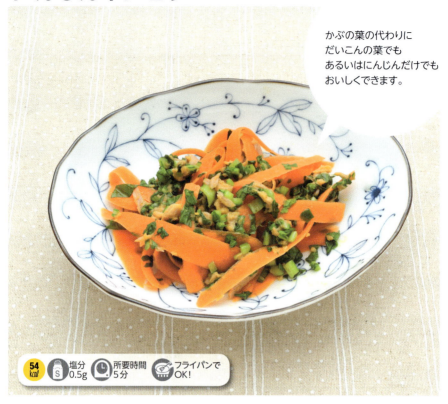

かぶの葉の代わりに
だいこんの葉でも
あるいはにんじんだけでも
おいしくできます。

54kcal 塩分0.5g 所要時間5分 フライパンでOK!

## 【材料　1人分】
- にんじん……………30g（1/5本）
- かぶの葉…………10g（1本分）
- ツナ缶………………15g（1/5缶）
- しょうゆ……………小さじ1/3

### ◉ワンポイントアドバイス◉
・買い置きの缶詰を上手に利用しましょう。

### つくり方
1. にんじんは皮むき器（ピーラー）で削る
2. かぶの葉は、細かく切る
3. フライパンにツナ缶を油ごと入れ、にんじんとかぶの葉を加え、炒める
4. 野菜がしんなりしたら、しょうゆで味をつける

# 新たまねぎの丸ごとレンジ

野菜を手軽にレンジで調理

たまねぎの甘味がアップします。

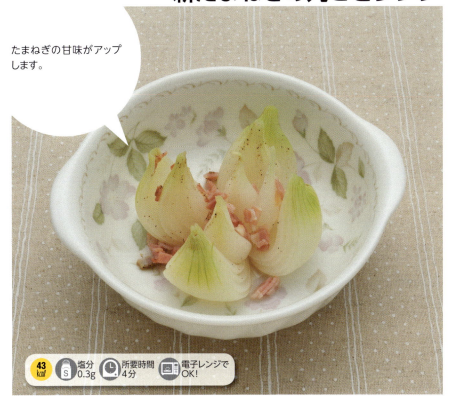

43kcal 塩分0.3g 所要時間4分 電子レンジでOK!

【材料　1人分】
新たまねぎ………… 60g（小1個）
ベーコン………… 5g（6cmぐらい）
塩 ……………………………………少々
黒コショウ ……………………少々

## つくり方

① たまねぎの皮をむき、耐熱皿に入れる（大きい場合は、½〜¼に切る）
② ベーコンを細かく切る
③ たまねぎに切ったベーコンをのせ、塩、コショウをする
④ ラップをして、500wのレンジで2分加熱する

ゴマ油の香りで食欲アップ
# なめたけビンで炒め物

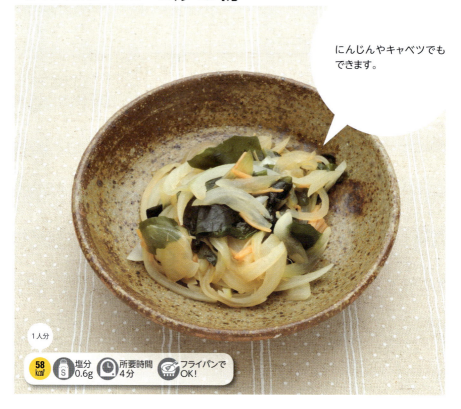

にんじんやキャベツでもできます。

1人分
58kcal / 塩分0.6g / 所要時間4分 / フライパンでOK!

## 【材料　2人分】
ワカメ（乾燥）……… 2g（小さじ2）
たまねぎ …………… 100g（½個）
ゴマ油 ………………… 大さじ½
なめたけ（ビン詰め）…… 大さじ1

### ◉ワンポイントアドバイス◉
・ビン詰めの味で簡単に味付けできてお手軽です。

### つくり方
❶たまねぎは薄切りに、ワカメは水につけて戻して食べやすく切る
❷フライパンにゴマ油を入れ、①を炒める
❸なめたけを加えさっと混ぜる

大葉とみょうがで香りと食欲をアップ
# なめたけビンであえ物

青菜やきゅうりでもできます。

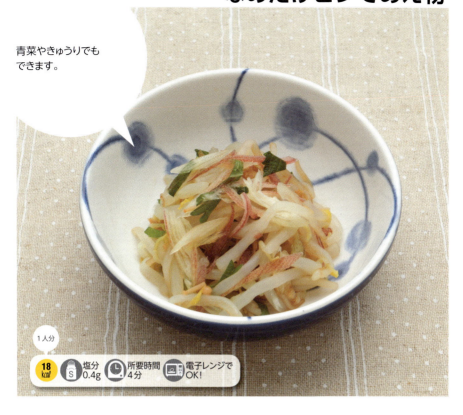

1人分
18 kcal ／ 塩分 0.4g ／ 所要時間 4分 ／ 電子レンジでOK!

## 【材料　2人分】
- もやし……………100g（½袋）
- なめたけ（ビン詰め）……大さじ1
- 大葉………………………1枚
- みょうが…………………½本

### ◎ワンポイントアドバイス◎
・香味野菜（大葉、みょうが、しょうがなど）を使って、おいしく減塩。

## つくり方
1. もやしは洗って、ラップをして、500wのレンジで2分加熱する
2. 大葉、みょうがはせん切りにする
3. ①と②をなめたけであえる

油揚げでコクを出し、食べごたえのある一品に
# なめたけビンで煮びたし

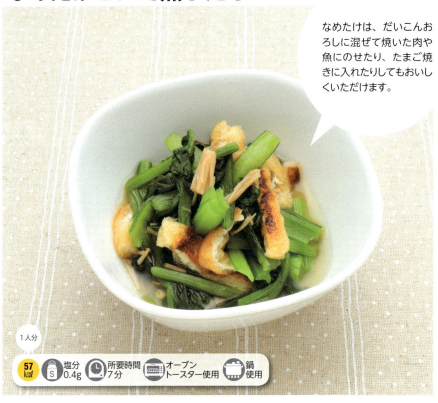

なめたけは、だいこんおろしに混ぜて焼いた肉や魚にのせたり、たまご焼きに入れたりしてもおいしくいただけます。

1人分

57kcal｜塩分 0.4g｜所要時間 7分｜オーブントースター使用｜鍋使用

【材料　2人分】
青菜（小松菜、水菜など）
……………………… 100g（1/3束）
油揚げ……………………… 1/2枚
なめたけ（ビン詰め）……大さじ1
だし汁……………………… 1/2カップ

◎ワンポイントアドバイス◎
・買い置きのビン詰めでオリジナルな一品がつくれます。

つくり方
① 青菜は3〜4cmの長さに切る
② 油揚げはオーブントースターで焦げ目がつくまで3〜4分焼き、細く切る
③ 鍋に、だし汁と青菜を入れてしんなりするまで煮る
④ 油揚げとなめたけを加え、汁気が少なくなるまで煮る

梅の酸味で食欲アップ
# 梅キンピラ

梅干しの酸味でさっぱりと食べられます。
食欲のない時にもおすすめです。

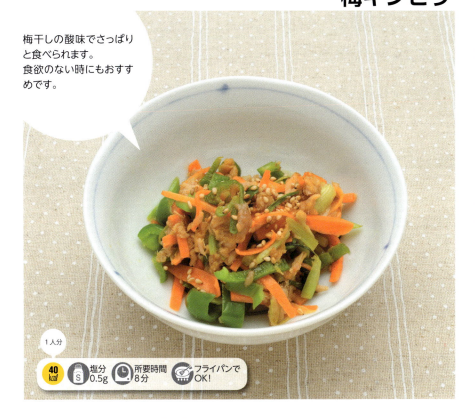

1人分
40kcal　塩分0.5g　所要時間8分　フライパンでOK!

【材料　2人分】
- ピーマン……………50g（2個）
- にんじん……………30g（1/5本）
- ねぎ…………………10g（5cm）
- 梅干し………………6g（1/2個）
- ツナ缶………………20g（1/4缶）
- 酒……………………小さじ1
- ゴマ油………………小さじ1/2
- 白ゴマ………………少々

## つくり方
1. ピーマン、にんじん、ねぎは厚めのせん切りにし、梅干しは種を取って細かくきざむ
2. フライパンにゴマ油を入れ、梅肉とねぎを炒めて酒をふる
3. ピーマン、にんじんを入れ、火が通ったらツナ缶を加える
4. 仕上げにゴマをかける

### ◉ワンポイントアドバイス◉
・梅干しの代わりにチューブ入りの梅肉を使うとよりお手軽です。

レンジで簡単下ごしらえ
# セロリとえのきだけの梅肉あえ

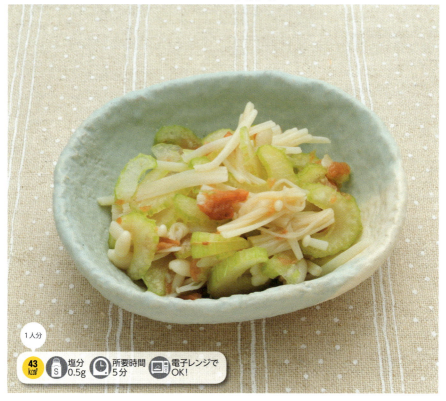

1人分
43kcal / 塩分0.5g / 所要時間5分 / 電子レンジでOK!

## 【材料　3人分】
- セロリ……………… 100g（1本）
- えのきだけ ………… 100g（1袋）
- 梅干し……………… 12g（1個）
- 酒…………………… 大さじ½

### ◎ワンポイントアドバイス◎
・梅干しはそのまま1個を食べてしまうと塩分が気になります。調味料として少量使うようにしましょう。

## つくり方
1. えのきだけはいしづきを取って2cm幅に切り耐熱容器に入れ、ラップをして、500wのレンジで1分加熱する
2. セロリを斜め薄切りにする
3. 梅干しの種を取って細かくきざみ、酒と合わせる。
4. えのきだけ、セロリと③を合わせる

低カロリーでも満足できる
# こんにゃくとピーマンの煮物

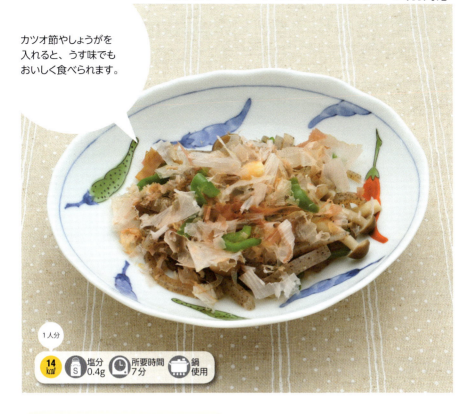

カツオ節やしょうがを入れると、うす味でもおいしく食べられます。

1人分
14kcal ／ 塩分 0.4g ／ 所要時間 7分 ／ 鍋使用

副菜

## 【材料　2人分】

| | |
|---|---|
| こんにゃく | 100g（½枚） |
| ピーマン | 20g（1個） |
| しめじ | 20g（¼パック） |
| めんつゆ（3倍濃縮） | 小さじ1⅓ |
| 水 | 大さじ2 |
| おろししょうが | 少量 |
| カツオ節 | 少量 |

## つくり方

❶ こんにゃくは細切りしてから、下ゆでをしてアクを抜く

❷ ピーマンは細く切り、しめじはいしづきを取り、小房に分ける

❸ ①と②、めんつゆと水を鍋に入れて水気がなくなるまで煮る

❹ 器に盛り付けカツオ節をふりかけ、まん中におろししょうがをのせる

### ◉ワンポイントアドバイス◉

・こんにゃくのアク抜きは、ペーパータオルを敷いた耐熱皿に切ったこんにゃくをのせて、ラップをせず、500wのレンジで1分加熱してもできます。

生活習慣病予防に食物繊維をとりましょう
# こんにゃくのツナ炒め

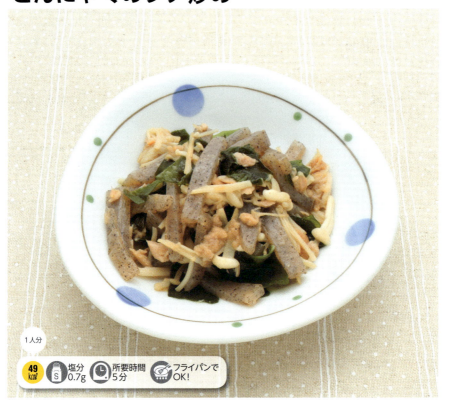

1人分
49kcal／塩分0.7g／所要時間5分／フライパンでOK!

【材料　2人分】
こんにゃく …………… 100g（½枚）
ワカメ（乾燥）……… 2g（小さじ2）
えのきだけ …………… 40g（½袋）
ツナ缶 ………………… 30g（⅓缶）
めんつゆ（3倍濃縮）
　…………………… 小さじ1と⅓

### ◉ワンポイントアドバイス◉
・こんにゃく、海藻、きのこは食物繊維が豊富です。
・ツナ缶の油で味にコクが出ます。

### つくり方
❶こんにゃくは薄切りにし、下ゆでをしてアクを抜く
❷えのきだけはいしづきを取って3cm幅に切り、ワカメは水で戻しておく
❸フライパンにツナ缶を入れ、①と②を炒める
❹めんつゆで味付けをする

酢の酸味とゴマの風味がおいしい
# しらたきとワカメのあえ物

しらたきは鍋や煮物以外でもおいしく食べることができます。

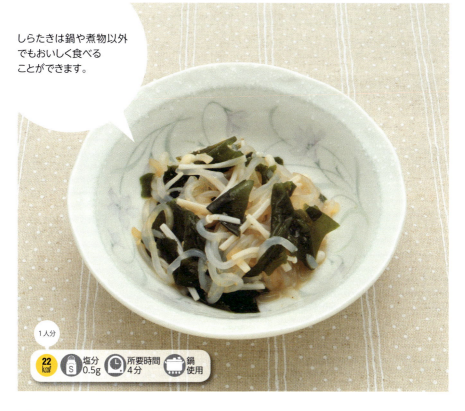

1人分
22kcal／塩分0.5g／所要時間4分／鍋使用

【材料　2人分】
しらたき……………100g（½玉）
ワカメ（乾燥）………2g（小さじ2）
えのきだけ……………40g（½袋）
A ┌ しょうゆ……………小さじ⅔
　├ 砂糖…………………小さじ⅔
　├ 酢……………………小さじ1
　└ すりゴマ……………小さじ1

### つくり方
❶えのきだけはいしづきを取り、しらたきととともに3㎝幅に切ってゆで、水気を切っておく
❷ワカメは水で戻す
❸Aを混ぜ合わせ、①と②をあえる

### ◉ワンポイントアドバイス◉
・味付けはポン酢でもOKです。

冷凍してもおいしく食べられるので、つくり置きに最適！
# 冷凍きゅうりの酢の物

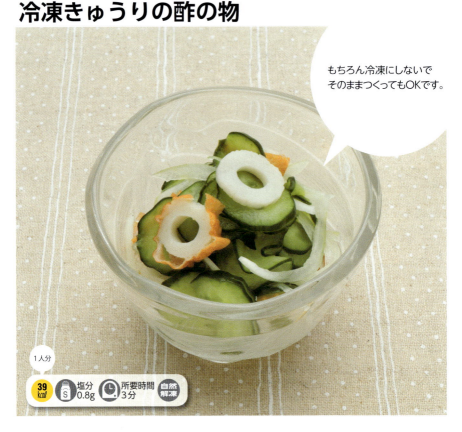

もちろん冷凍にしないでそのままつくってもOKです。

1人分
39kcal　塩分0.8g　所要時間3分　自然解凍

【材料　2人分】
- きゅうり……………100g（1本）
- ちくわ………………30g（1本）
- たまねぎ……………50g（¼個）
- A
  - 酢………………大さじ1
  - 砂糖……………小さじ1
  - 塩………………小さじ⅙

◎ワンポイントアドバイス◎
・きゅうりは合わせ酢に漬けてから冷凍すると、解凍しても食感が変わりません。

### つくり方
❶ きゅうりは輪切り、たまねぎは薄切りにする
❷ Aの調味料を合わせ、①をあえてから冷凍しておく
❸ ちくわは輪切りにし冷凍しておく
❹ ②と③を解凍して混ぜ合わせる

※所要時間に冷凍時間と解凍時間は含まれません

ねばねば食材の組み合わせ
# めかぶのあえ物

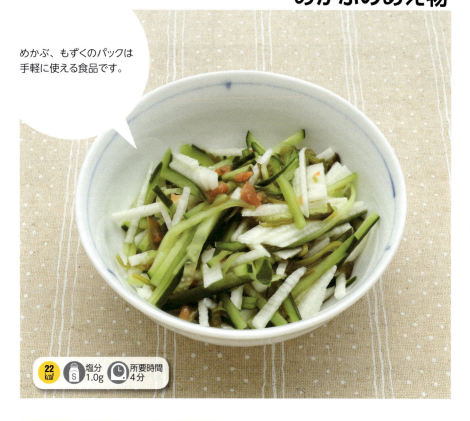

めかぶ、もずくのパックは手軽に使える食品です。

22kcal / 塩分 1.0g / 所要時間 4分

副菜

## 【材料　1人分】

| | |
|---|---|
| めかぶ | 20g（½パック） |
| きゅうり | 30g（⅓本） |
| 長いも | 20g（2cm） |
| 梅干し | 4g（⅓個） |
| 酢 | 小さじ½強 |

## つくり方

① きゅうりと長いもはせん切りにする
② 梅干しは種を取って包丁でたたいて酢と混ぜる
③ ①と②をめかぶとあえる

※めかぶについているタレは使いません

### ◎ワンポイントアドバイス◎

・梅干しを調味料として使って、さっぱりおいしい一品です。

電子レンジで時間短縮
# ほうれん草のおひたし

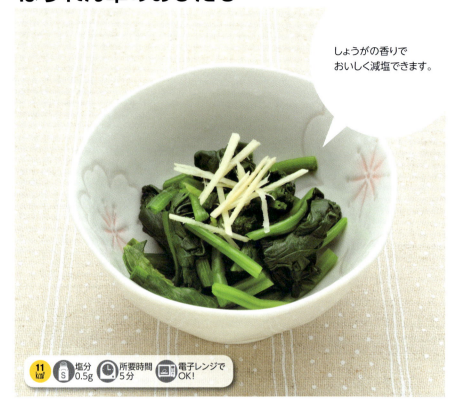

しょうがの香りで
おいしく減塩できます。

11kcal／塩分0.5g／所要時間5分／電子レンジでOK!

【材料　1人分】
ほうれん草……………50g（1/6束）
めんつゆ（3倍濃縮）……小さじ1
しょうが…………1.5g（1/8かけ）

### つくり方
❶ほうれん草は根と葉の向きを交互にして並べ、ラップで包んで、500wのレンジで2分加熱する。すぐ水にさらし、絞ってから3cm幅に切る
❷①をめんつゆであえる
❸せん切りにしたしょうがをのせる

ユズとゴマの利用で減塩できます
# ほうれん草と糸寒天のあえ物

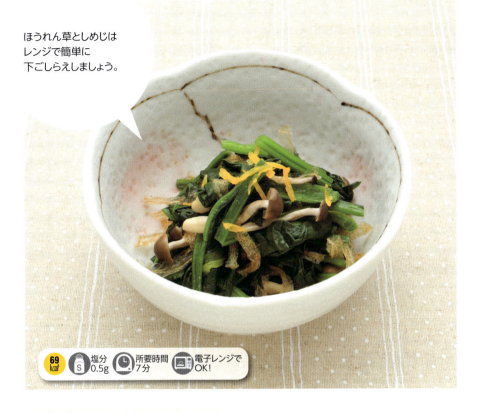

ほうれん草としめじは
レンジで簡単に
下ごしらえしましょう。

69kcal／塩分 0.5g／所要時間 7分／電子レンジでOK!

## 【材料　1人分】

- ほうれん草 …………… 50g（1/6束）
- しめじ ………… 20g（1/4パック）
- 糸寒天 …………………………… 1g
- A
  - すりゴマ ……………… 小さじ1
  - しょうゆ ……………… 小さじ1/2
  - みりん ………………… 小さじ1/2
- ユズの絞り汁 ………………… 少々
- ユズの皮 ……………………… 少々

### ◉ワンポイントアドバイス◉

・ユズやゴマを使用することで減塩できます。

## つくり方

1. しめじはいしづきを取って小房に分け、糸寒天は水で戻して絞っておく
2. ほうれん草はラップで包んで、500wのレンジで2分加熱する。すぐ水にさらし、絞ってから3cm幅に切る
3. 耐熱皿にしめじをのせ、ラップをして、レンジで1分加熱する
4. Aを混ぜ合わせ、ほうれん草、しめじ、糸寒天をあえて、ユズの絞り汁をまわし入れ、せん切りにしたユズの皮をのせる

桜エビの香ばしさが楽しめる
# ほうれん草と桜エビのあえ物

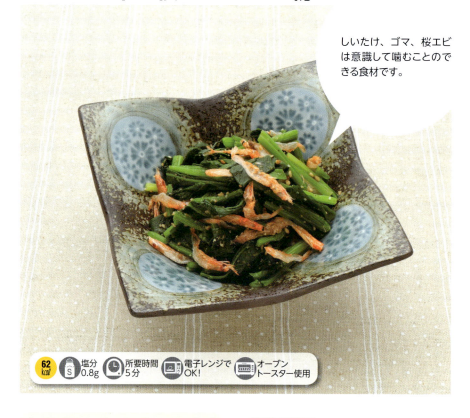

しいたけ、ゴマ、桜エビは意識して噛むことのできる食材です。

62kcal / 塩分0.8g / 所要時間5分 / 電子レンジでOK! / オーブントースター使用

## 【材料 1人分】
- ほうれん草 ……………… 50g（1/6束）
- しいたけ ………………… 10g（1個）
- 桜エビ …………………… 4g
- ゴマ ……………………… 小さじ1
- A
  - しょうゆ …………… 小さじ3/4
  - みりん ……………… 小さじ1

### ◉ワンポイントアドバイス◉
・乾物（桜エビ、ひじき、切干しだいこん、高野豆腐など）を常備しておきましょう。

## つくり方
① ほうれん草はラップに包んで、500wのレンジで2分加熱する。すぐ水にさらし、絞ってから3cm幅に切る
② しいたけはオーブントースターで素焼きをし、薄く切る
③ 桜エビとゴマ、Aの調味料を混ぜ、ほうれん草と、しいたけをあえる

鉄分豊富な食材で貧血予防
# ほうれん草とアサリ缶のあえ物

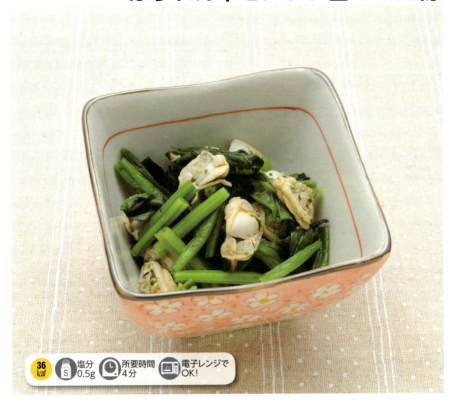

36kcal 塩分0.5g 所要時間4分 電子レンジでOK!

【材料　1人分】
ほうれん草……………50g（⅙束）
アサリ水煮缶………………… 20g
青のり………………1g（大さじ1）
ポン酢…………………… 小さじ⅓

◉ワンポイントアドバイス◉
・缶詰を利用していつものおひたしに変化をつけましょう。

つくり方
❶ほうれん草はラップに包んで、500wのレンジで2分加熱する。すぐ水にさらし、絞ってから3cm幅に切る
❷ポン酢、青のり、アサリ水煮缶をあわせ①をあえる

残ったお惣菜をアレンジ
# ひじきとキャベツのあえ物

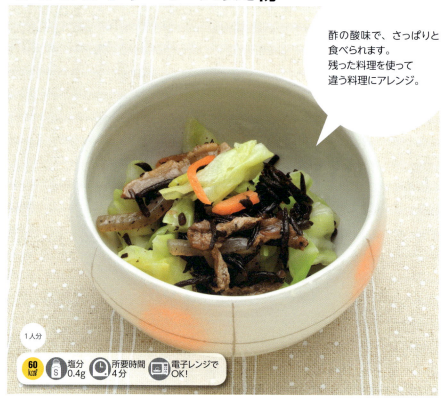

酢の酸味で、さっぱりと食べられます。
残った料理を使って違う料理にアレンジ。

1人分
60kcal ／ 塩分 0.4g ／ 所要時間 4分 ／ 電子レンジでOK!

【材料　2人分】
キャベツ ……………… 100g（2枚）
ひじきの惣菜 ……………… 大さじ4
酢 ……………………………… 小さじ2
ゴマ油 ………………………… 少量

◎ワンポイントアドバイス◎
・P54冷凍キャベツのポン酢あえのように冷凍キャベツを使ってもOK。

つくり方
❶キャベツは食べやすい大きさに切り、ラップをして、500wのレンジで1分30秒加熱する
❷キャベツの水気を絞り、ひじきの惣菜、酢、ゴマ油と混ぜ合わせる

残ったお惣菜をアレンジ
# ひじきとほうれん草のサラダ

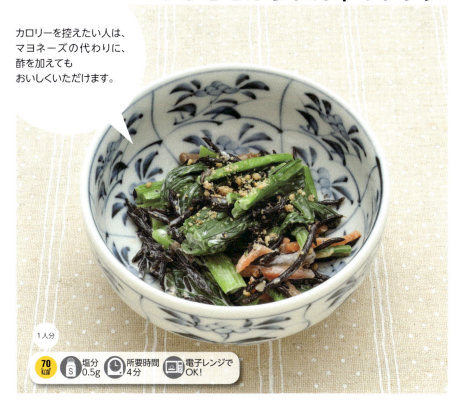

カロリーを控えたい人は、マヨネーズの代わりに、酢を加えてもおいしくいただけます。

1人分
70kcal ／ 塩分0.5g ／ 所要時間4分 ／ 電子レンジでOK!

副菜

## 【材料　2人分】
- ほうれん草 …………… 70g（¼束）
- ひじきの惣菜 ………… 大さじ4
- マヨネーズ …………… 小さじ1
- すりゴマ ……………… 少々

◉ワンポイントアドバイス◉
・ほうれん草の代わりに小松菜や水菜でもおいしくできます。

## つくり方
❶ほうれん草をラップに包んで、500wのレンジで3分加熱する。すぐ水にさらし、絞ってから3cm幅に切る
❷ひじきの惣菜にマヨネーズ、すりゴマを混ぜ、①をあえる

残ったお惣菜をアレンジ
# ひじき入りじゃがいも焼き

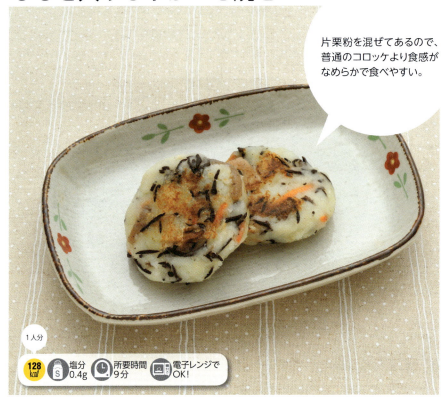

片栗粉を混ぜてあるので、普通のコロッケより食感がなめらかで食べやすい。

1人分
128kcal ／ 塩分 0.4g ／ 所要時間 9分 ／ 電子レンジでOK！

## 【材料　2人分】
じゃがいも　………… 200g（小2個）
ひじきの惣菜 ……………… 大さじ4
片栗粉 ……………………… 小さじ2

### ◉ワンポイントアドバイス◉
・衣をつけて油で揚げるとコロッケになります。
・ひじきの惣菜は多めにつくって、1回分ずつに分けて冷凍しておくと、いろいろな料理に使えて便利です。ごはんやたまご焼きに混ぜても、おいしいです。

## つくり方
❶じゃがいもはラップで包んで、500wのレンジでやわらかくなるまで5〜6分加熱する
❷①の皮をむいてつぶし、片栗粉とひじきの惣菜（煮汁は入れない）を加えて混ぜ合わせる
❸小判形に丸めて、フライパンでこんがり焼く（こびりつく場合は油を少々入れてから焼く）

めんどうな白あえも、こうすれば簡単!
# 厚揚げの白あえ

市販のお総菜と冷凍食品がアイデアしだいで栄養バランスのよい一品になります。

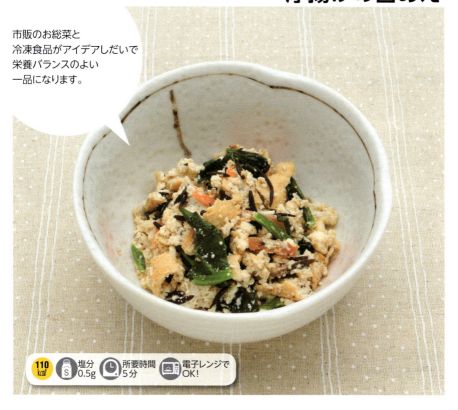

110kcal／塩分0.5g／所要時間5分／電子レンジでOK!

## 【材料　1人分】
- 厚揚げ……………………50g（¼枚）
- 冷凍ほうれん草………………10g
- ひじきの惣菜……10g（小さじ1）
- ゴマあえの素（粉末）……………5g

## つくり方
1. 厚揚げは器にのせ、ラップをして、500wのレンジで2分加熱する
2. 冷凍ほうれん草は器にのせ、ラップをして、レンジで30秒加熱する（生のほうれん草を使う場合は、P72参照）
3. 厚揚げ、ほうれん草、ひじきの惣菜、ゴマあえの素をビニール袋に入れ、手でもむ
4. 厚揚げの形がくずれたら全体を混ぜ、器に盛り付ける

### ◉ワンポイントアドバイス◉
- ほうれん草をゆでて冷凍しておくと、いつでも使えて便利です。
- ゴマあえの素がないときは、すりゴマ小さじ1、砂糖小さじ⅓、しょうゆ小さじ½を加えてください。

めんつゆを使って味付けも簡単
# ひじきのチヂミ風

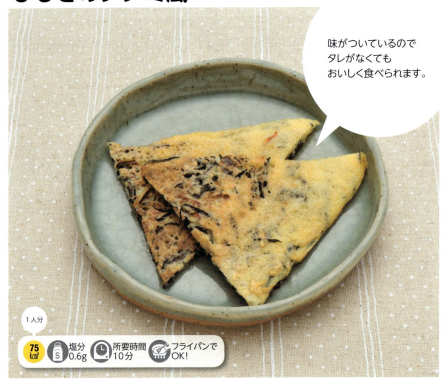

味がついているので
タレがなくても
おいしく食べられます。

【材料　3人分(1枚)】
- ひじき（乾燥）……5g（大さじ1強）
- シラス干し………15g（大さじ2）
- ねぎ…………………20g（10cm）
- ゴマ油……………………小さじ1
- めんつゆ（3倍濃縮）……小さじ1
- 小麦粉……………………大さじ2
- 卵……………………25g（½個）
- 豆乳………………………60㎖

◎ワンポイントアドバイス◎
・豆乳を入れるとカロリーをおさえながらタンパク質がとれます。

### つくり方
1. ひじきは水で戻しておく、ねぎは小口切りにする
2. ボウルに卵と豆乳を入れて混ぜ、少しずつ小麦粉を入れなめらかになるまで混ぜ合わせる
3. フライパンにゴマ油を入れ、ひじき、ねぎ、シラス干しを入れ、炒める
4. めんつゆを加えて、さらに炒める
5. ④に②を流し入れ、両面にこげめがつくまでしっかり焼く

硬いかぼちゃが簡単に切れる
# レンジでかぼちゃの煮物

かぼちゃは硬いから…と
あきらめないで、
簡単に切れる方法を
使ってみましょう。

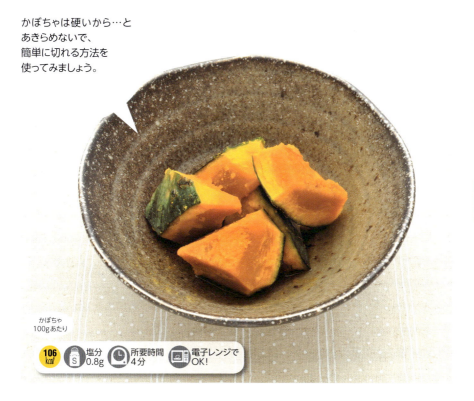

かぼちゃ100gあたり

106kcal ／ 塩分0.8g ／ 所要時間4分 ／ 電子レンジでOK!

副菜

## 【材料　かぼちゃ100g分】
- かぼちゃ……………………100g
- めんつゆ（3倍濃縮）……大さじ½
- 水……………………………大さじ2

### つくり方
1. ワンポイントアドバイスの方法で、あらかじめ加熱しておいたかぼちゃをひと口大に切る
2. 耐熱皿に入れ、水とあわせためんつゆをかけてざっくり混ぜる
3. ラップをかけて、レンジで2、3分加熱する

### ◉ワンポイントアドバイス◉
- ½や¼カットのかぼちゃは硬くて切りにくいので、ラップで包みレンジで5～8分加熱します。硬いかぼちゃも簡単に切れるようになります。
- 残ったかぼちゃは使いやすい大きさに切り、冷凍しておきましょう。

赤色の野菜で見た目も楽しく
# かぼちゃのサラダ

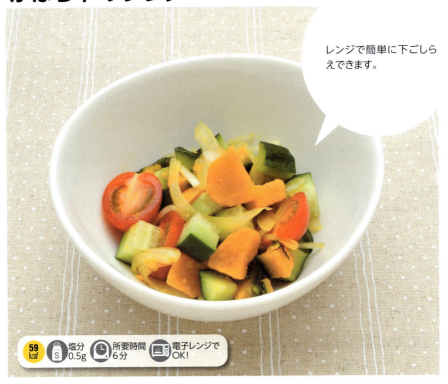

レンジで簡単に下ごしらえできます。

59kcal 塩分 0.5g 所要時間 6分 電子レンジでOK!

## 【材料　1人分】

| | |
|---|---|
| かぼちゃ | 20g |
| ミニトマト | 20g（2個） |
| きゅうり | 20g（⅕本） |
| たまねぎ | 10g |
| A　油 | 小さじ1弱 |
| 　　酢 | 小さじ⅔ |
| 　　塩 | 少々 |
| 　　砂糖 | 小さじ⅓ |
| 　　コショウ | 少々 |

## つくり方

❶かぼちゃ（¼個、約300g）は種を取りラップをして、500wのレンジで5～8分加熱する（P81参照）

❷やわらかくなったかぼちゃときゅうりを、さいの目に切り、たまねぎは薄切りにして、ミニトマトは半分に切る

❸Aの調味料を混ぜて、野菜をあえる

### ◉ワンポイントアドバイス◉

・Aの代わりにマヨネーズでもできます。
　マヨネーズ……小さじ1
　レモン汁………小さじ½
　コショウ………少々

マヨネーズを使わない
# ポテトサラダ

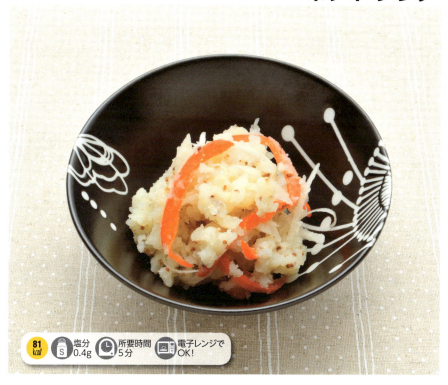

81kcal ・ 塩分 0.4g ・ 所要時間 5分 ・ 電子レンジでOK!

副菜

【材料　1人分】
じゃがいも …………… 55g（中½個）
パプリカ（赤）………… 10g（½個）
たまねぎ ……………… 10g（小⅒個）
A ┌ 粒マスタード ……… 小さじ½
　├ 塩 ………………………… 少々
　├ コショウ ………………… 少々
　└ 酢 ………………… 小さじ⅔

### つくり方
❶じゃがいもはひと口大に切り、ラップをして、500wのレンジで2分加熱して、つぶす
❷パプリカは細切りにし、ラップをして、500wのレンジで30秒ほど加熱する
❸たまねぎは薄切りにし、水にさらして絞る
❹野菜とAの調味料を混ぜ合わせる

◉ワンポイントアドバイス◉
・マヨネーズは大さじ1で100kcalあります。体重を減らしたい人はカロリー50%カット、70%カットなどのマヨネーズを選びましょう。

# シャキシャキポテトサラダ

じゃがいもの食感が楽しい

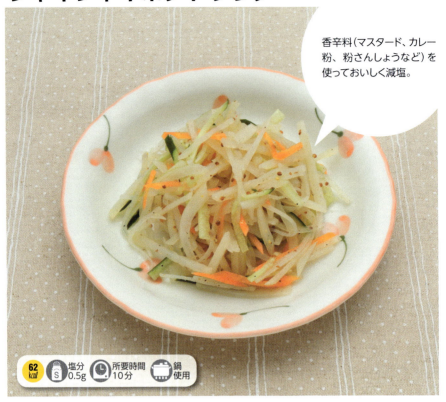

香辛料（マスタード、カレー粉、粉さんしょうなど）を使っておいしく減塩。

62kcal ／ 塩分0.5g ／ 所要時間10分 ／ 鍋使用

## 【材料　1人分】

- じゃがいも …………… 60g（中½個）
- にんじん ……………… 5g（0.5cm）
- きゅうり ……………… 10g（⅒本）
- たまねぎ ……………… 10g（小⅒個）
- A
  - 粒マスタード ……… 小さじ¾
  - 塩 …………………… 少々
  - コショウ …………… 少々
  - 酢 …………………… 小さじ⅔

## つくり方

1. 野菜はせん切りにする
2. 鍋でにんじんをゆでてやわらかくなったら、じゃがいもを入れ、さっとゆでて冷ます
3. ②が冷めたらきゅうり、たまねぎとAの調味料であえる

### ◉ワンポイントアドバイス◉

- マヨネーズでもおいしくできます。
- 普通のマヨネーズを使う時は、酢や牛乳を加えて、マヨネーズの量を減らしましょう。
  - マヨネーズ ……… 小さじ1
  - 牛乳 ……………… 大さじ½
  - 酢 ………………… 小さじ1

白あえに似たきれいな一品
# カッテージチーズあえ

カッテージチーズは
チーズの種類のなかでは
一番低カロリーです。

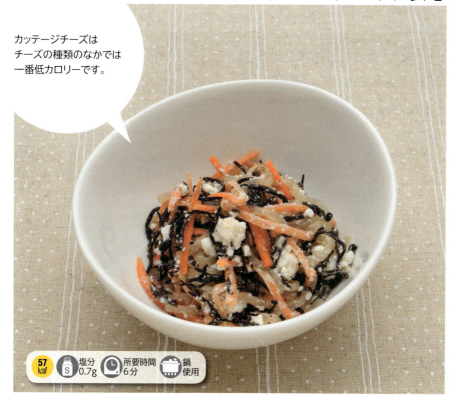

57kcal / 塩分0.7g / 所要時間6分 / 鍋使用

副菜

## 【材料　1人分】
| | |
|---|---|
| にんじん | 10g（1cm） |
| ひじき（乾燥） | 2g（小さじ2） |
| しらたき | 40g（⅕玉） |
| カッテージチーズ | 25g |
| すりゴマ | 小さじ1 |
| めんつゆ（3倍濃縮） | 小さじ1 |
| 水 | 大さじ½ |

## つくり方
❶ ひじきは水で戻しておく
❷ しらたきは3cm幅に切ってゆでておく
❸ にんじんはせん切りにしておく
❹ 鍋に水とめんつゆを入れて沸かし、①～③を加え2、3分煮て、冷ます
❺ カッテージチーズとすりゴマを混ぜ、④をあえる

### ◉ワンポイントアドバイス◉
・低カロリーですが、チーズでタンパク質がとれます。

火が通りやすい具を選んで時間短縮
# レタスのみそ汁

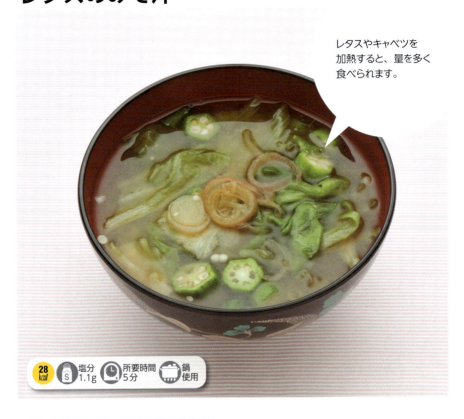

レタスやキャベツを加熱すると、量を多く食べられます。

28kcal ／ 塩分1.1g ／ 所要時間5分 ／ 鍋使用

【材料　1人分】
- オクラ……………10g（1本）
- レタス……………50g（2枚）
- みょうが…………10g（1個）
- だし汁……………150㎖
- みそ………………大さじ½弱

### つくり方
1. オクラとみょうがは小口切りにする。レタスはちぎっておく
2. だし汁を沸かし、火を止めてみそを溶き入れ、①を加える
3. 再び火を付けて、ひと煮立ちさせる

◉ワンポイントアドバイス◉
・汁物は、具だくさんにすると塩分を控えめでもおいしく食べられます。

とろみがついているので、むせにくく食べやすい
# とろとろ汁

とろみのついた汁物です。
1人分をレンジで
調理できます。

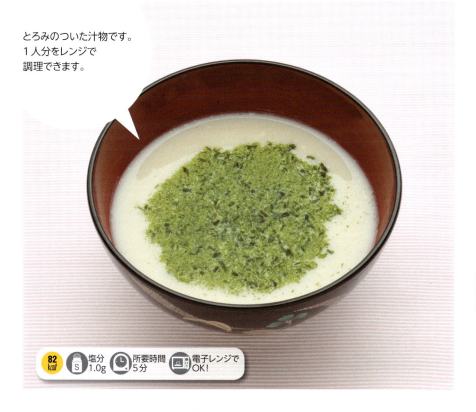

82kcal　塩分1.0g　所要時間5分　電子レンジでOK！

【材料　1人分】
- 長いも……………………30g（3㎝）
- だし汁……………………75㎖
- みそ………………………小さじ1
- 豆乳………………………75㎖
- 青のり……………1g（小さじ1）

### つくり方
❶ 長いもをすりおろす
❷ 耐熱容器に①、だし汁、みそ、豆乳を入れよく混ぜて、ラップをして、500wのレンジで2分加熱する
❸ 器に盛り付けて、青のりをかける

### ◉ワンポイントアドバイス◉
・鍋を使わず簡単調理。火も使わないので安全です。
・長いもはすりおろして、酢を2〜3滴混ぜ、保存用袋に入れて冷凍しておけばいつでも使えます。

汁物でタンパク質をしっかりとれる一品
# すり流し汁

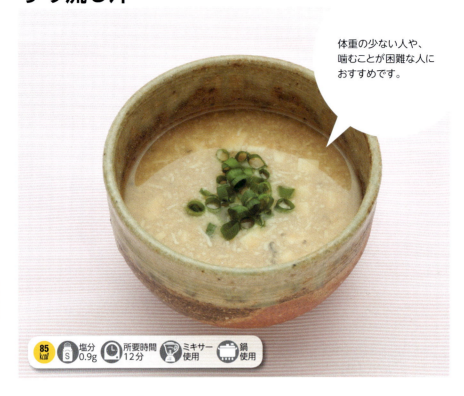

体重の少ない人や、噛むことが困難な人におすすめです。

85kcal 塩分0.9g 所要時間12分 ミキサー使用 鍋使用

【材料　1人分】
- カツオ……………………25g
- 豆腐………………70g（¼丁）
- みそ……………………小さじ1
- だし汁……………………150㎖
- しょうが汁……………小さじ¼
- 小ねぎ………………2g（½本）

### つくり方
1. 豆腐は小さめのさいの目切り（裏ごししてもよい）、小ねぎは小口切りにする
2. カツオは身をスプーンなどでこそいだものか、刺身の切り落とした部分を粗くきざむ
3. ②に½量のだし汁を入れ、みそを加えてミキサーにかける（あらかじめ包丁で細かくたたいてから、みそとともにだし汁にあわせてもよい）
4. 鍋に③を入れ、①の豆腐と残りのだし汁を加え、さっと煮てしょうが汁を加える
5. 器に入れ、小ねぎをちらす

### ◉ワンポイントアドバイス◉
- 飲み込みが苦手な人は小ねぎをなくしてもよいです。

コクがあって栄養満点のおいしいスープ
# かぼちゃのスープ

食欲がないときでも
おいしく食べられます。

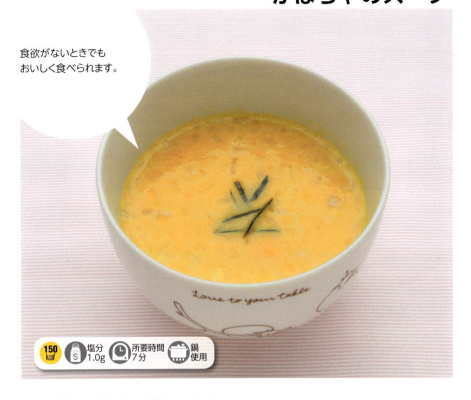

150kcal ／ 塩分 1.0g ／ 所要時間 7分 ／ 鍋使用

## 【材料　1人分】

- かぼちゃ‥‥80g（4cm角を2切れ）
- たまねぎ‥‥‥‥‥‥20g（1/10個）
- マーガリン‥‥‥‥‥‥‥小さじ1
- コンソメスープの素（固形）‥1/6個
- 水‥‥‥‥‥‥‥‥‥‥2/3カップ
- 生クリーム（植物性）
  ‥‥‥‥‥‥‥20mℓ（大さじ1 1/3）
- 塩、コショウ‥‥‥‥‥‥‥‥少々

## つくり方

❶ かぼちゃは小さめに切って2、3分ゆで、湯を切る（または500wのレンジで3分加熱する）

❷ たまねぎは、みじん切りにする

❸ 鍋にマーガリンを入れてたまねぎを炒め、かぼちゃと水、コンソメスープの素を入れて煮る

❹ 生クリームを加え、塩、コショウで味付けする

### ◉ワンポイントアドバイス◉

・色よく仕上げる場合はかぼちゃの緑の皮の部分を取り除き、黄色い仕上りでなくてもよい場合は、皮ごと使いましょう。

モロヘイヤでスープにとろみをつけられる
# モロヘイヤスープ

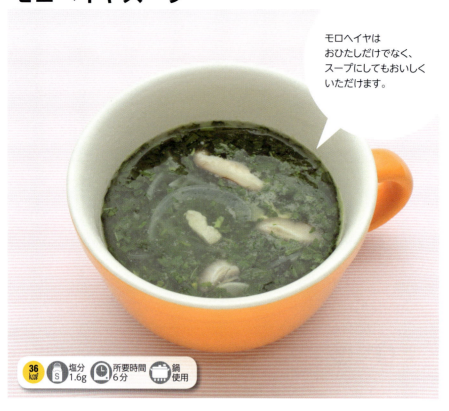

モロヘイヤは
おひたしだけでなく、
スープにしてもおいしく
いただけます。

36kcal / 塩分1.6g / 所要時間6分 / 鍋使用

## 【材料　1人分】
| | |
|---|---|
| モロヘイヤ | 25g |
| たまねぎ | 30g（1/6個） |
| しいたけ | 10g（1枚） |
| 鶏もも肉 | 10g |
| コンソメスープの素（固形） | 1/4個 |
| 水 | 180mℓ |
| 塩 | 小さじ1/6 |
| コショウ | 少々 |

### つくり方
❶モロヘイヤは硬い茎を取り、みじん切りにする
❷たまねぎとしいたけは薄切りにする
❸鶏肉は細かく切る
❹鍋に水、コンソメスープの素を入れて火にかけ、スープをつくる。①②③を加え、具材がやわらかくなったら、塩、コショウで味付けする

火を使わないので簡単調理！
# きのこのスープ

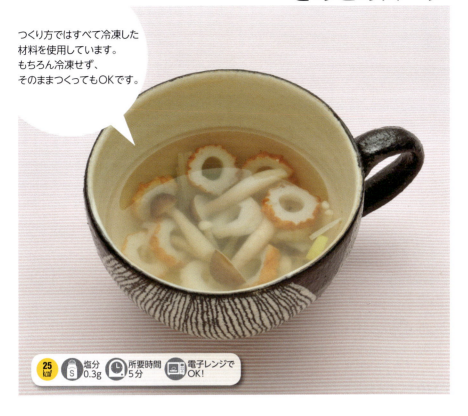

つくり方ではすべて冷凍した材料を使用しています。もちろん冷凍せず、そのままつくってもOKです。

25kcal ／ 塩分 0.3g ／ 所要時間 5分 ／ 電子レンジでOK！

## 【材料　1人分】

- きのこ（しいたけ、しめじ、まいたけなど）………………………… 20g
- ちくわ………………… 13g（½本）
- ねぎ ………………… 20g（10cm）
- 鶏ガラスープ…………… 小さじ⅔
- 水……………………………… 150ml
- コショウ……………………… 少々

## つくり方

① きのこは食べやすい大きさにしてから冷凍しておく
② ちくわは輪切りにし冷凍しておく
③ ねぎはみじん切りにする
④ マグカップに材料をすべて入れ、ラップをして、500wのレンジで4分加熱する

※所要時間に冷凍時間は含まれません

### ◉ワンポイントアドバイス◉

・1人分をマグカップで調理できます。
・きのこ、ちくわは切って冷凍保存しておくと便利です。

買い置きのめかぶパックを活用できる
# あったかスープ

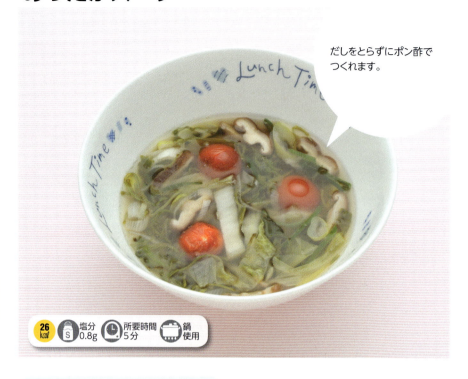

だしをとらずにポン酢でつくれます。

26kcal｜塩分 0.8g｜所要時間 5分｜鍋使用

### 【材料　1人分】

| | |
|---|---|
| 白菜 | 20g（1/8枚） |
| ねぎ | 20g（10cm） |
| しいたけ | 10g（1枚） |
| ミニトマト | 20g（2個） |
| めかぶ | 20g（1/2パック） |
| ポン酢 | 小さじ2 |
| おろししょうが | 1g（1/8かけ分） |
| コショウ | 少々 |
| 水 | 150ml |

### つくり方

❶ 白菜はざく切りに、しいたけは薄切り、ねぎは斜め切りにする
❷ 鍋に水を入れ、①とミニトマトを入れて煮る
❸ 野菜に火が通ったら、めかぶ、ポン酢、おろししょうが、コショウを入れる

※めかぶについているタレは使いません

### ◉ワンポイントアドバイス◉

・めかぶを入れると、自然にとろみがつきます。
・スープにとろみをつけると、むせにくくなります。
・しょうがで体が温まります。
・残り物の野菜でつくれます。

## よく噛むヨーグルト
# とうがんデザート

とうがんを煮物ではなくデザートにしました。

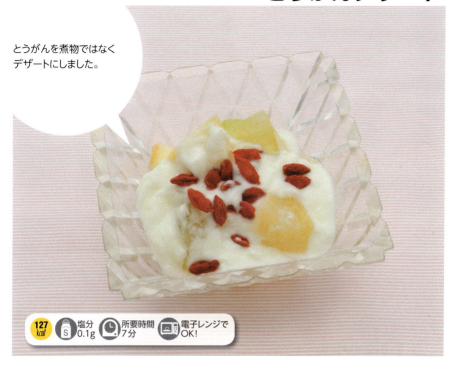

127kcal／塩分 0.1g／所要時間 7分／電子レンジでOK!

### 【材料　1人分】
- プレーンヨーグルト ………… 50g
- りんご ………………… 20g（1/16個）
- フルーツトマト ………………… 1/3個
- ナシ ………………… 20g（1/16個）
- とうがんのコンポート ……… 20g
- クコの実 ………………… 5g

### つくり方
1. りんご、フルーツトマト、ナシを食べやすい大きさに切る。フルーツは何を使ってもOK!
2. 器にとうがんのコンポートと①を入れ、プレーンヨーグルトをかけ、クコの実をちらす

### 【とうがんのコンポート　材料　5人分】
- とうがん ………… 100g（3cm）
- ハチミツ ………………… 大さじ1/4
- おろししょうが ………………… 少々
- レモン汁 ………………… 少々

### つくり方
1. とうがんの皮をむき、ひと口大に切る
2. 耐熱皿に入れ、ラップをして、500wのレンジで3分加熱する
3. ハチミツ、しょうが、レモン汁を加えてさらにレンジで1分加熱する

# レンジでつくれる簡単デザート
# さつまいもとりんごの茶巾絞り

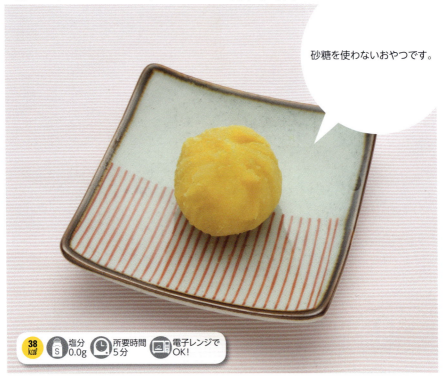

砂糖を使わないおやつです。

38kcal ／ 塩分 0.0g ／ 所要時間 5分 ／ 電子レンジでOK！

## 【材料　1人分】
- さつまいも ………… 25g（中⅛個）
- りんご ……………………………… 10g
- 水 ………………………………… 小さじ1

### ◉ワンポイントアドバイス◉
・りんごの酸味と甘味、さつまいもの甘味で、砂糖を使わなくても甘いお菓子ができます。

## つくり方
1. さつまいもの皮をむき、ひと口大に切る。りんごは皮をむいて厚めのイチョウ切りにする
2. さつまいも、りんご、水を耐熱容器に入れ、ラップをして、500wのレンジで3分加熱する
3. さつまいもとりんごをつぶしてラップにくるみ、茶巾にする

飲み込む力が弱い人でも食べやすい
# いももち

噛み切りやすく、のどに
詰まりにくいので、
もちの代わりになります。

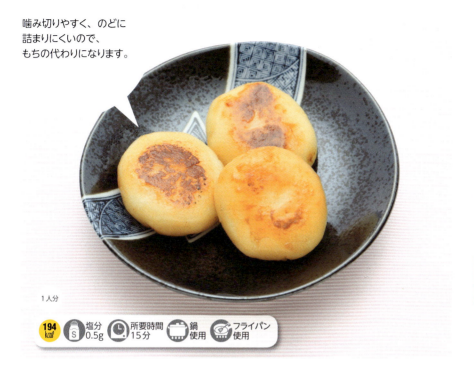

1人分

194kcal／塩分0.5g／所要時間15分／鍋使用／フライパン使用

## 【材料　2人分】

- じゃがいも………… 270g（大2個）
- 片栗粉……………………… 大さじ4
- バター………………………………少々
- A
  - 酒……………………… 大さじ1
  - しょうゆ……………… 小さじ1
  - 砂糖…………………… 小さじ1強

### ◉ワンポイントアドバイス◉

- 一度にたくさんつくって冷凍しておくと便利です。
- 凍ったまま10分くらい煮込んでもおいしくいただけます。
- お雑煮に入れてもよいです。

### つくり方

1. じゃがいもをゆでて皮をむき、熱いうちにつぶす
2. つぶしたじゃがいもに片栗粉を入れて、粘り気が出るまで混ぜる
3. 混ぜたものを、ひと口大に丸めて平らに伸ばす（1㎝くらいの厚さにする）
4. フライパンにバターを溶かし、③の両面をこんがり焼く
5. 小鍋にAの材料を入れて煮詰め、タレとしてそえる

# 付録

## ●バランスのとれた献立づくりを

　献立を考える際には、まず主食を決めます。次に主菜として、肉、魚、卵、大豆製品を使った料理を選びます。その日の朝、昼、夜のメニューや、前日のメニューなども考えて偏(かたよ)らないように注意します。副菜には、野菜、こんにゃく、きのこ、海藻などのからだのバランスを整える食材を使った料理を選びます。さらにもう一品、汁物や果物、乳製品などを取り入れると、さらにバランスがよくなります。

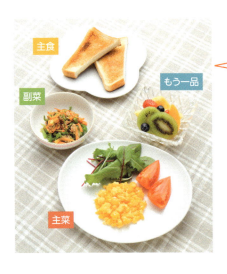

> バランスのとれた朝食例 ……… 418kcal
> パン ………………………………………… 158kcal
> スクランブルエッグ(+つけ合わせ+ドレッシング) … 140kcal
> 梅キンピラ ………………………………… 40kcal
> カットフルーツ …………………………… 80kcal

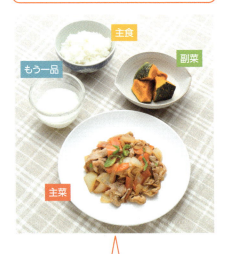

> バランスのとれた昼食例 ……… 585kcal
> ごはん ……………………………………… 240kcal
> 豚肉とピーマンのオイスターソース炒め … 159kcal
> レンジでかぼちゃの煮物 ………………… 106kcal
> ヨーグルト ………………………………… 80kcal

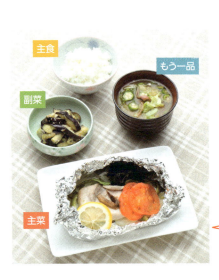

> バランスのとれた夕食例 ……… 556kcal
> ごはん ……………………………………… 240kcal
> 魚のホイル焼き …………………………… 255kcal
> レンジでなすのゴマあえ ………………… 33kcal
> レタスのみそ汁 …………………………… 28kcal

# 付録

● 知っておくと便利なあわせ調味料

基本的なあわせ調味料の分量を知っておくと料理の幅が広がります。

| | だし | しょうゆ | みりん | 砂糖 | 酢 | その他 |
|---|---|---|---|---|---|---|
| 酢の物<br>(4人分) | | 大さじ1½ | | 大さじ1 | 大さじ3 | 塩<br>小さじ½ |
| ゴマあえ<br>(4人分) | | 小さじ2 | | 小さじ2 | | すりごま<br>大さじ2 |
| 中華あえ<br>(4人分) | | 大さじ1½ | | | 大さじ3 | ごま油<br>小さじ1 |
| 田楽みそ<br>(4人分) | 大さじ1½ | | 小さじ1½ | 大さじ1 | | みそ<br>大さじ2 |
| 天つゆ<br>(2人分) | 大さじ2 | 大さじ½ | 大さじ½ | | | |
| そばつゆ<br>(つけ)<br>(1人分) | カップ½ | 大さじ1½ | 大さじ1½ | | | |
| そばつゆ<br>(かけ)<br>(1人分) | カップ1½ | 大さじ1 | 大さじ½ | | | |
| 丼つゆ<br>(1人分) | カップ¼ | 小さじ2 | 小さじ2 | | | |
| 丼つゆ②<br>(1人分) | カップ¼ | | | | | めんつゆ<br>(3倍濃縮)<br>大さじ1 |
| マヨネーズあえ<br>(2人分) | マヨネーズ大さじ1　からし、わさび、しょうゆ、ケチャップなどお好みで混ぜる ||||||

# 付録

## ●つくれたら安心、定番おかず

　訪問介護の際、どの利用者からもリクエストされることが多いのが、下記のメニューです。いずれも定番で、介護職としてはつくることができて当然のメニューです。
　つくり方があやふやだったり自信がない場合は、練習しておきましょう。

```
主食：炊き込みごはん☆           主菜：肉じゃが
　　　おかゆ☆                         カレー
　　　雑炊                             煮魚・焼き魚・ムニエル
　　　チャーハン                       だし巻たまご
　　　煮込みうどん                     茶碗蒸し☆
                                       オムレツ
                                       高野豆腐の煮物☆
副菜：筑前煮                   もう一品：豚汁
　　　おひたし☆                       けんちん汁
　　　ポテトサラダ☆                   みそ汁☆
　　　ひじき煮                         すまし汁
　　　かぼちゃ煮物☆
```

※☆印は本書につくり方が掲載されています

### おかゆのつくり方

**〜電子レンジの場合〜**
①大きめの耐熱容器にごはん80gと熱湯160㎖を入れる
②はしでごはんをほぐす
③ラップをしないで、500wのレンジで5〜6分加熱する
④ふたをして2〜3分蒸らす

**〜お鍋の場合〜**
①鍋にごはん80gと水2カップを入れる
②10〜15分ふきこぼれないように火にかける
③火を止め、ふたをして3〜5分蒸らす

付録

## ●調理時間短縮のコツ

短い時間を有効に使うためには、調理にも工夫が必要です。

また、時短料理は手早く簡単につくれるので、利用者が調理意欲を持てるようになり、共同調理のきっかけになることもあります。

### ①電子レンジを活用

・加熱時間や後片づけの時間を短縮できます
・オーブントースターや魚焼きグリルも活用しましょう

### ②冷凍庫や保存食を活用

・冷凍保存を使えば調理時間も短縮できます
・缶詰や乾物などの保存食を活用しましょう

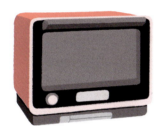
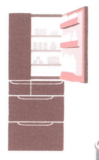

### ③お惣菜やレトルト食品に野菜をプラス

・味の濃いお惣菜やレトルト食品は、カット野菜や冷凍野菜を足して、ひと手間加えましょう

### ④市販の調味料を上手に活用

・失敗知らずでおいしく仕上がります
・味の濃い調味料はだしと合わせるなどひと工夫しましょう

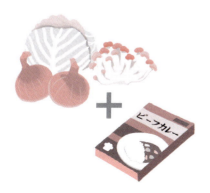
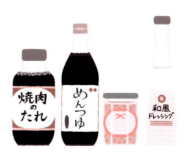

# Column こんなときどうする

## 減塩を指導されているKさんご夫婦

　介護職Aさんが訪問介護サービスにうかがっている2人暮らしのKさんご夫婦。お2人は高血圧で、塩分量を制限するよう指導を受けています。

　今日の昼食は、インスタントラーメン。調理方法も指定されています。

　お水は2人分1000㎖。でもインスタントめんは3人分、調味料も3人分。仕上げには塩コショウをたっぷり使った肉野菜炒めをのせます。

　明らかに塩分のとりすぎです。Aさんはどうすればよいでしょうか。

　介護の現場では、「利用者のこれまでの食生活を尊重した、その人らしい支援」が求められます。そうしたなかで、塩分制限を行うためには、Kさんご夫婦がその重要性をきちんと理解し、自発的に減塩にとり組むことが必要です。

　Aさんが上司に相談した結果、ケアマネジャーが担当者会議を開催して話し合い、減塩についてご夫婦に理解していただき病院の栄養指導を受けることになりました。

## 料理に興味を示さないMさん

　介護職Bさんは、1人暮らしの男性Mさん宅に、週1回、共同調理の支援にうかがいます。Mさんが1人で調理できることが目標です。

　しかし、食べることにあまり興味がなく、これまでほとんど料理をした経験がないMさんは、料理が始まるといつもすぐその場を離れてしまいます。

　Bさんが声をかけると、「あんたがやってくれ」と言われてしまいます。

　Bさんはどうすればよいのでしょうか。

　共同調理では、利用者が自発的に何かしてみようと思うことが重要です。

　上司に相談した結果、Mさんと一緒に献立づくりからはじめることになりました。

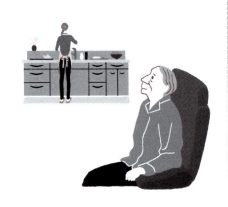

　献立づくりのためお話しするうち、Mさんが子どもの頃好きだった煮物なども話題にのぼり、それをきっかけにMさんも料理に対する興味が出てきたようです。

# 第4章 高齢者の食事の特徴

## 1) 高齢者にみられる疾病別：食事の注意点

　献立づくりにおいては、利用者の嗜好を可能なかぎり尊重し、利用者に適正なカロリーの栄養バランスのとれた食事を提供することが基本です。
　疾病の種類はもちろん、投薬内容によっても食事の注意点が異なる場合があります。
　食事において配慮が必要な利用者の献立づくりは、上司と相談して行います。

### ○生活習慣病について

　毎日のよくない生活習慣がつみ重なって引き起こされる病気が生活習慣病です。
　生活習慣病を放ったままにしておくと、大きな病気を引き起こす原因となります。
　生活習慣病の治療には生活習慣の改善が欠かせませんが、医者から「生活を改善するように」と言われても、気にしない人、放ったままにしている人も多いようです。
　介護職は、在宅介護の際、利用者に病院の血液検査の結果をときどきうかがったり、体重や血圧を測ったりして、利用者自身がからだを気遣う気持ちになるよう、促していきましょう。
　半年の間で体重が2～3kg以上の増減があった場合は上司と相談したうえで、医師や管理栄養士に相談してみましょう。
　体重や血圧を知っておくことはもちろんですが、利用者が自分の病気や薬のことを理解しておくこともたいせつなことです。
　病院で受診していても、医師の話を十分に理解していない高齢者も少なくありません。

・自分が飲んでいる薬は何なのか
・なぜその薬を飲まなければならないのか
・生活をするうえで気をつけるべき点は何なのか

　介護職は、利用者が疑問に思っている点、理解が不十分と思われる点などを確認し、次回、受診する際、高齢者が医師に何を尋ね、何を確認しておくべきなのかなどについてもアドバイスを行うようにしましょう。

## ○心臓病・高血圧症の人の食事の注意点

　心臓病、高血圧症いずれも、規則正しい食生活が大切です。
　心臓病にはさまざまな種類がありますが、生活習慣病の1つとして分類されるのは、狭心症や心筋梗塞などの虚血性心疾患です。
　心臓病では、医師から1日の塩分量を6〜7g以下に制限するよう指示されます。利用者がうす味に慣れ、おいしく減塩できるよう調理に工夫が必要です。
　心臓病では、食事内容に変化がないにもかかわらず、急激に体重が増加した場合、危険のサインです。医療職に相談しましょう。
　高血圧症は、最高血圧140mmHg以上、最低血圧90mmHg以上をいいます。
　心臓病と同様に減塩が基本です。
　過体重の利用者は、減塩で血圧が低下する場合も多く、体重管理が必要です。
　運動にも血圧を下げる効果があります。減量にもつながりますので、医師の指示にしたがい運動の声かけも行いましょう。

## ○糖尿病の人の食事の注意点

　小児に発病することが多い1型糖尿病と区別が必要です。
　2型糖尿病は、肥満や運動不足などの生活習慣が原因となり起こることが多い病気です。
　糖尿病は適切な治療を怠れば、失明や人工透析、下肢の切断などに至る合併症を、高い確率で引き起こします。
　糖尿病治療では、医師の指示にしたがい、規則正しい食生活、運動、服薬と体重管理を行います。過体重の場合は体重が下がることで血糖値が下がる効果があります。医師から摂取カロリーの指示がある場合は、その指示にしたがって献立をつくります。

## ○腎臓病の人の食事の注意点

　生活習慣病が原因となる腎臓病もあります。
　腎臓病の治療には、服薬とともに食事療法が必要です。
　指定された摂取カロリーを守りながら、タンパク質や水分、塩分、カリウムなどを制限する必要があります。減塩しょうゆや塩分カットの塩には塩化ナトリウムの代用に塩化カリウムが使われていて、適さない場合があります。

## ○便秘の人の食事の注意点

便秘は長期間にわたると食欲不振を招きます。

食物繊維の多い野菜、こんにゃく、きのこ、海藻類を献立に取り入れ、規則正しい食生活を送ることが便秘改善には重要です。

水分もしっかりとりましょう。油脂類の摂取も大切です。

医師により薬を処方されている場合は、指示にしたがってきちんと服用します。無理のない運動や、おなかをさするマッサージ、毎日同じ時間にトイレに行くことも便秘の改善には効果的です。

## ○脂質異常症の人の食事の注意点

総コレステロール値が高い場合と中性脂肪の値が高い場合があります。

いずれの場合も適正体重の維持が重要です。

総コレステロール値が高い場合は、規則正しい食生活が重要です。

献立には、食物繊維の多い野菜、きのこ、海藻類を積極的に取り入れます。また、乳製品や油脂類のとりすぎに注意します。

中性脂肪の値が高い場合は、主食や果物などの食べすぎに注意します。また、運動をすすめるとよいでしょう。

## ○肺疾患の人の食事の注意点

肺疾患により在宅酸素療法を使用している人は、同年代の健康な人にくらべてより多くの摂取カロリーが必要です。

しかし、食事をとると息苦しくなって疲れてしまったり、ふくらんだ肺が胃を圧迫するために食欲がわかず、十分な量の食事をとることが難しい場合も少なくありません。

そのため、10時と3時にも食事をとるなど、食事の回数を増やす分食という方法をとったり、少量でもカロリーをとることのできるようなメニューにするなど配慮が必要です。

## ○胃切除の人の食事の注意点

1回にとることのできる食事の量が減るため、分食を行います。

医師から今までどおりの食事で問題ないと言われる場合もありますが、コーヒーや香辛料、また消化の悪い食品は注意するように指示を受ける場合もあります。

## ○過体重の人の食事の注意点

　適正体重(標準体重)をオーバーすることで、生活習慣病、膝痛、腰痛などさまざまな疾病を引き起こす可能性が高くなるため、適正体重に近づけていく必要があります。
　過体重でも、血液検査の結果、アルブミン値が低く低栄養状態である場合があります。
　食生活においては、1日3食、時間を決めてバランスよく食べること、間食を控えること、高カロリーの食品を低カロリーのものに変えることなどが有効です。
　また、体重の記録をとること、可能であれば運動をするようすすめてみてもよいでしょう。過体重の人への声かけはP108を参照してください。

## ○低体重の人の食事の注意点

　低体重の原因となる低栄養状態になると、筋肉や骨密度は減少し、体力や免疫力も低下します。その結果、転倒による骨折や感染症などから、そのまま寝たきりになってしまう恐れがあります。
　低栄養の場合、無理をして食事すること自体がストレスになってしまっては、改善は見込めません。少量で高エネルギーのゴマや油脂類などを取り入れたり、栄養補助食品などを上手に取り入れるとよいでしょう。
　低体重の人への声かけはP107を参照してください。

## ○骨粗しょう症の人の食事の注意点

　若い頃から痩せていて、運動経験の少ない高齢者がなりやすいのが、骨粗しょう症です。高齢者は転倒により大腿部の骨折を起こしやすく、それをきっかけに寝たきりになってしまうことも少なくありません。
　骨粗しょう症の予防としては、牛乳やヨーグルトなどの乳製品をとることはもちろんですが、カルシウムばかりにとらわれず、バランスのよい食事を3食きちんととれるように注意しましょう。
　カルシウムの吸収に必要なビタミンDは、紫外線を浴びると体内でつくることができます。また、運動することで骨が強くなります。利用者に、無理のない運動や日光に当たるようすすめることも必要です。

## 2）高齢者の噛む力、飲み込む力に関する注意点

　食べるという行為により、口腔や消化器官など全身の機能が働き活性化します。また、五感が刺激され、精神的な満足をも与えてくれます。

### ○咀嚼（噛むこと）に配慮した食事

咀嚼することによって、よい循環が生まれます。

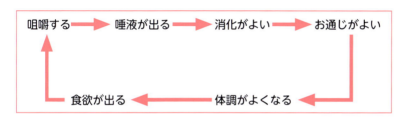

　また、咀嚼には次のような効能もあります。
①肥満の予防……食べすぎを防止できます
②消化を助け、飲み込みやすくなります……食べ物が唾液と混ざりあい消化を助けてくれます
③唾液がよく出ます……唾液が口の中を浄化し、歯の病気を予防してくれます
④脳の機能を活性化します……脳の血液循環がよくなり、脳細胞が活性化します

　しかし、高齢になれば、さまざまな理由で咀嚼が難しい場合もあります。
　その場合は次のような工夫をします。

①消化のよいやわらかい食品を選ぶ
　　肉団子　魚のしんじょ　はんぺん　卵　豆腐　あんぽ柿　バナナ　もも　など
②なめらかでのど越しのよい食形態にする
　　片栗粉でとろみをつける　ゼリー状　ペースト状
③下処理で工夫
　　きゅうり＝たたく　いんげん＝すじを切る　イカ、肉＝隠し包丁　など
④調理で工夫
　　薄切り肉を重ねてトンカツにする　野菜などの繊維を直角に切る
　　根菜は大きく切ってからやわらかく煮る

虫歯や歯周病、歯の欠損、義歯のかみ合わせの問題、口内炎など、口腔の状態の悪化が原因で、咀嚼が難しい場合、上司と相談して治療を勧めます。

　やわらかい食事に慣れてしまうと、噛むことが次第におっくうになってしまいます。咀嚼にはさまざまな効能があるので、治療の結果、咀嚼できるようになったら、しっかり噛むことのできる食材を、積極的に献立に取り入れていきましょう。栄養価も高く、よく噛むことのできる食材の頭文字をとって「まごわやさしい」と覚えておくとよいでしょう。昔から日本にあるおなじみの食材で、ごはんを主食とした和食には特に取り入れやすいものばかりです。毎日の献立に取り入れることで、さまざまな効果が期待でき、食生活のバランスがよくなります。

> ま：まめ、大豆、大豆製品
> ご：ごま、ナッツ、種実類
> わ：ワカメ、ひじき、海藻類
> や：やさい
> さ：さかな
> し：しいたけ、きのこ類
> い：いも類

## ○嚥下(飲み込むこと)に配慮した食事

　加齢によって、嚥下の機能は変化していきます。
　飲み込むのが難しい場合は、次のような配慮を行います。

①片栗粉であんをかけたり、とろみ調整剤を使う
②やわらかい状態にする。ゼリー状、プリン状、ムース状、ペースト状
③食べやすい形状にする。ひと口大、きざみ、つぶす、すりおろし、ミキサーにかける
③むせやすい食品は調理の際、工夫する
　**むせこむ食品**：酢の物　梅干し⇒だし汁で割るなどして酸味を緩和する
　**パサパサする食品**：焼きいも　ゆでたまご　食パン　ウエハース　カステラ
　　　　　　　　　　　⇒水分に浸す・とろみをつける
　**サラサラする食品**：お茶　コンソメスープ⇒とろみをつける
　※サラサラした食品につぶつぶした食品が入るとさらにむせやすくなる
　**のどにつかえる食品**：もち　そば　そうめん　里いも⇒小さくする
　**のどにはりつく食品**：焼きのり　ほうれん草⇒細かくする
④食事介助をする場合は、あせらないこと。1口ぶんの量に配慮し、口に入れるスピー

ドをゆっくりにする

## 3）高齢者の食事に関する声かけの注意点

食事の支援の際に適切な声かけをすることは、とても重要です。
食事に配慮が必要な利用者の場合、利用者の意識によって声かけの方法も異なります。

### ケース１：低体重の場合

低体重の高齢者は、寝たきりの危険性が高まります。低栄養状態を解消し、適正体重に近づける必要があります。
低体重の利用者のなかには、次の２種類があり、声かけの方法も変わってきますので、注意が必要です。

> ①体重が減ったことを改善したいと思っている人
> ②体重が減ったことをよいことと思い、改善したいと思っていない人

**①の場合**

体重が少ないことを気にしているので、体重測定をして減少した場合はなるべくその話題にはふれないようにします。体重減少にあまりふれると、測定をいやがるようになる高齢者もいますので注意が必要です。
体重が増加した場合は、「よかったですね」などと積極的に口にするとよいでしょう。
食べることに興味をもってもらえるよう、声かけを行っていきます。
例）「なにか食事で食べたいものはありますか？」
　　「食事以外で食べたいものはありませんか？」
　　「(料理の本を一緒に見ながら)どんなものがお好きでしたか？」
　　「体重は減っていませんよ。よい傾向ですね」

**②の場合**

体重が少ないことをよいことと思っているので、体重に関してはあまりふれないほうがよいでしょう。
例）「お好きな食べ物はどんなものですか？」
　　エネルギーが高いものを提供した場合でも、「体重が増えるので食べてくださいね」などと言わないほうがよいでしょう。

## ケース2：過体重の場合

過体重の利用者の場合も、次の2種類があります。
①本当にダイエットをしたいと思っている場合
②口ではダイエットをしたいと言いつつ食事や間食の量を守れない場合

いずれの場合も、体重減少が見られることは利用者にとってうれしいことなので、結果を出していきましょう。

### ①の場合

体重の多いことによる問題点をしっかり説明しましょう。
カレンダーなどに体重を記録することで効果が上がります。
例）「食事は3食きちんと食べてください。間食は食べなくても元気で過ごすことができますので、なるべく控えてください」
「間食のほうがカロリーの高いものが多いみたいですよ」
「体重が増えていないのはとてもいいことですよ」
「ダイエットには体重が減らなくなる停滞期というのがあるので、体重が減らない今は我慢のときですね」
「増えていないのはよい傾向ですよ」

### ②の場合

同じ食品でも低カロリーの商品を用いるなどして、結果として少しずつでも体重が減ってくれば、利用者がダイエットに対して自分でもできるという自信をもつことができるでしょう。
例）（低カロリーのマヨネーズなどを）「試してみませんか」

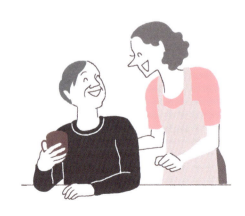

## 4）まとめ

健康で過ごすためには、どんな食生活をするかで決まります。

### 1．利用者の食生活のチェックポイント

- 「主食＋主菜＋副菜＋もう一品」を毎食食べているか
- 決まった時間に食べることができているか
- 水分は十分にとれているか
- 塩分の高い食品を多く食べたり、1日に何度も食べたりしてないか
- 間食を食べ過ぎて、食事の量が少なくなっていないか
- 噛み合わせが悪くて食べられなくなっていないか
- 飲み込みが悪くて食べられなくなっていないか
- 医師からの指示を理解し、実行しているか
- 気分が沈んで食欲が落ちていないか

### 2．利用者の自立支援向上のポイント

- 故郷やおふくろの味を思いだしていただく
- レンジなどを利用し、簡単な調理方法を提案する
- 健康で過ごしていくための食事について説明する
- 調理ができない原因や改善策をみつける
- 前向きに考えていくよう声かけする

援助中に気付いたことは、記録し、上司に報告をしましょう。
小さな気づきがきっかけとなり、利用者の機能向上につながります。

# 食材使いまわし索引

食材を残さずに使い切るためにご利用ください。

### ■穀類

|  |  |
|---|---|
| 米 | 18,19,20 |
| （ごはん） | 24,25 |
| 雑穀 | 19 |
| 食パン | 21 |
| そうめん | 22 |
| 中華めん | 23 |

### ■肉・魚・卵・豆類

|  |  |
|---|---|
| 厚揚げ | 32,79 |
| 油揚げ | 64 |
| イワシ | 39 |
| カジキ | 38 |
| カツオ | 88 |
| 牛肉（薄切り） | 48 |
| シラス干し | 80 |
| 卵 | 26,27,28,29,42,80 |
| ちくわ | 70,91 |
| 豆乳 | 80,87 |
| 豆腐 | 30,88 |
| 鶏肉（ささみ） | 23 |
| （もも） | 22,26,47,90 |
| 納豆 | 21,27 |
| 生サケ | 33,37 |
| 生タラ | 33,38 |
| 豚肉（薄切り） | 40,41,43,49 |
| （ひき肉） | 30,46 |
| （もも） | 44 |
| ブリ | 33 |
| ベーコン | 61 |
| マグロ | 45 |
| 冷凍トンカツ | 42 |

### ■野菜・きのこ・いも・海藻

|  |  |
|---|---|
| いんげん | 23,36,56 |
| えのきだけ | 23,34,39,66,68,69 |
| エリンギ | 42,45 |
| オクラ | 45,86 |
| かぶの葉 | 60 |
| かぼちゃ | 35,81,82,89 |
| キャベツ | 23,32,34,37,43,54,57,76 |
| きゅうり | 70,71,82,84 |
| ゴーヤ | 22 |
| ごぼう | 19,46 |
| 小松菜 | 64 |
| こんにゃく | 67,68 |
| こんぶ | 19,22 |
| さつまいも | 94 |
| しいたけ | 26,33,38,40,74,90,91,92 |
| しめじ | 18,33,35,52,67,73,91 |
| じゃがいも | 25,37,78,83,84,95 |
| 春菊 | 59 |
| しょうが | 18,19,30,32,36,39,46,67,72,92,93 |
| しらたき | 23,69,85 |
| セロリ | 66 |
| だいこん | 36,41,50 |
| （おろし） | 52,53,59 |
| たけのこ（ゆで） | 26,40 |
| たまねぎ | 25,33,38,40,42,47,49,62,70,82,83,84,89,90 |

（新たまねぎ）…………………61
とうがん ………………………………93
トマト …………………22,38,50,51
長いも …………………………71,87
なす ……………………………50,51,55
にら ……………………………………32
にんじん …… 18,23,25,31,32,33,34,37,
　　　　　　 39,40,41,42,44,47,49,58,
　　　　　　　　　　　　60,65,84,85
にんにく ………………………30,32,37,58
ねぎ ………………………21,30,36,39,41
　　　　　　　　　　　　42,65,80,91,92
白菜 ……………………………………92
パプリカ（赤）………………35,45,46,83
ピーマン ……35,38,40,46,47,49,65,67
フルーツトマト ………………………93
ブロッコリー …………………………50,51
ほうれん草 ……31,58,72,73,74,75,77
　（冷凍）……………………………79
まいたけ ………………………………52,91
水菜 ……………………………………33,64
ミックスベジタブル …………………27
みつ葉 ……………………18,19,26,54
ミニトマト ……………………………82,92
みょうが ……………………………63,86
めかぶ …………………………………71,92
もずく酢 ………………………………53
もやし …………………………34,44,58,63
モロヘイヤ ……………………………90
レタス …………………………………48,86

### ■乳製品

カッテージチーズ ……………………85
チーズ …………………………21,27,51
プレーンヨーグルト …………………93

### ■果物

ナシ ……………………………………93
りんご …………………………………93,94

### ■乾物・缶詰・ビン詰め・加工品ほか

赤貝缶 …………………………………31,59
アサリ水煮缶 …………………………75
糸寒天 …………………………………73
切り干しだいこん ……………………18
高野豆腐 ………………………………31
桜エビ …………………………………27
サケ缶 …………………………………34
サバの味付け缶 ………………………35
サンマ缶 ………………………………36
大豆水煮缶 ……………………………25
ツナ缶 …………………………27,60,65,68
トマト水煮缶 …………………………25
なめたけ（ビン詰め）…………27,62,63,64
ひじき（惣菜）…………………24,76,77,78,79
ひじき（乾燥）…………………………80,85
ふりかけ ………………………………27
干ししいたけ …………………………32
やきとり缶 ……………………………19
ワカメ（乾燥）………………33,38,62,68,69

**監修：特定非営利活動法人ぽけっとステーション**

介護保険の居宅介護支援事業と訪問介護事業、障害者自立支援事業、生活サポート事業および栄養士ステーションとして、高齢者の訪問栄養指導、介護予防教室などを行う。また、栄養講座や料理教室なども開催し、子どもから高齢者まで幅広い年代にわたる食生活のあり方への支援も行っている。

著　者　　山口はるみ（代表・管理栄養士）
　　　　　乾　　麻希（管理栄養士）
　　　　　仙台　順子（管理栄養士）
　　　　　谷　美菜子（管理栄養士）
　　　　　野島　まり（管理栄養士）

◎制作協力／東京出版サービスセンター
◎表紙デザイン／尾崎真人
◎本文デザイン／能登谷勇
◎料理写真／関口宏紀
◎本文イラスト／佐藤まな美

介護職員スキルアップテキスト3
**身近な食材でつくれる**
**簡単おいしいクイックレシピ集**

2012年12月13日　初　版第1刷発行
2019年 9 月26日　第2版第1刷発行

監　修　　特定非営利活動法人ぽけっとステーション©
発行者　　林　　譚
発行所　　株式会社 日本医療企画
　　　　　〒101-0033　東京都千代田区神田岩本町4-14神田平成ビル
　　　　　TEL.03-3256-2861（代）
　　　　　http://www.jmp.co.jp/
印刷所　　凸版印刷株式会社

ISBN978-4-86439-858-9　C3036
定価は表紙に表示しています。
本書の全部または一部の複写・複製・転訳載等の一切を禁じます。これらの許諾については小社までご照会ください。